# 临床麻醉基础与麻醉要点

武广想 / 主编

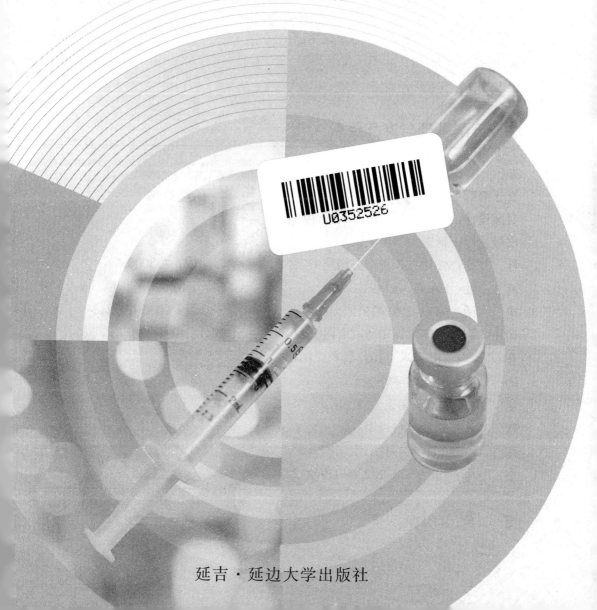

延吉·延边大学出版社

**图书在版编目（CIP）数据**

临床麻醉基础与麻醉要点 / 武广想主编. —— 延吉：
延边大学出版社, 2023.11
ISBN 978-7-230-05902-2

Ⅰ.①临… Ⅱ.①武… Ⅲ.①麻醉学 Ⅳ.①R614

中国国家版本馆CIP数据核字(2023)第219052号

## 临床麻醉基础与麻醉要点

主　　编：武广想
责任编辑：金钢铁
封面设计：文合文化
出版发行：延边大学出版社
社　　址：吉林省延吉市公园路977号　　　　邮　编：133002
网　　址：http://www.ydcbs.com　　　　　　E-mail:ydcbs@ydcbs.com
电　　话：0433-2732435　　　　　　　　　　传　真：0433-2732434
印　　刷：三河市嵩川印刷有限公司
开　　本：787毫米×1092毫米　1/16
印　　张：11.75
字　　数：200千字
版　　次：2023年11月第1版
印　　次：2024年1月第1次印刷
书　　号：ISBN 978-7-230-05902-2

定　　价：98.00元

# 编 委 会

# 前　言

　　随着医学技术的飞速发展，现代麻醉学已成为一门以生理、病理生理、药理为基础的综合性临床学科，其范畴涵盖临床麻醉、急救复苏、重症监测以及疼痛治疗等诸多方面。由于涉及面广，专业性强，加之以往不被重视的疼痛性疾病开始受到重视，编者根据自身丰富的临床经验，并结合近年来中外临床麻醉专业领域内的最新进展，吐故纳新，倾力合著本书。

　　本书首先论述了现代麻醉学的范畴和各种麻醉技术的应用，包括吸入麻醉、静脉麻醉、椎管内麻醉、复合麻醉等内容；然后论述了各类疾病手术治疗中麻醉的应用。全书条理清晰，图文并茂，以理论和实践相结合的原则，突出各种麻醉技术的实施。本书覆盖麻醉学的多个领域，内容相互联系而不重复，各自独立而无遗漏，全面深入而讲究实用，适合麻醉科医师、全科医师、临床研究生及其他相关人员使用。

　　由于编写内容较多，时间紧促，尽管在编写的过程中我们反复校对、多次审核，但书中难免有不足和疏漏之处，望各位同人、专家和读者不吝赐教，提出宝贵意见，以便再版时修订，谢谢。

编　者

2023 年 11 月

# 目　录

# 第一章　现代临床麻醉范畴

## 第一节　临床麻醉

### 一、概述

临床麻醉的工作场所在手术室内，规模较大、条件较好的麻醉科，可在临床麻醉中建立分支学科（或称为亚科），如产科、心脏外科、脑外科、小儿外科麻醉等。临床麻醉的主要工作内容如下：

1. 为手术顺利进行提供安全、无痛、肌松、合理控制应激以及避免不愉快记忆等基本条件。

2. 提供完成手术所必需的特殊条件，如气管、支气管麻醉，控制性降压，低温，人工通气及体外循环，等等。

3. 对手术患者的生理功能进行全面、连续和定量的监测，并调控在预定的范围内，以保证患者的生命安全。应当指出，对患者生理功能进行监测与调控已成为临床麻醉的重要内容。这不仅涉及仪器与设备的先进性，更涉及麻醉医师的素质。

4. 预防并早期诊治各种并发症，以利术后顺利康复。

5. 向患者家属交代病情，危重疑难患者及进行大手术的患者的麻醉处理必须征得家属的同意与签字后才能施行，必要时还需经院医务管理部门批准后实施。

### 二、麻醉前病情估计与准备

所有麻醉药和麻醉方法都可影响患者生理状态的稳定性；手术创伤和失血可使患者生理功能处于应激状态；外科疾病与并存的内科疾病又有各自不同的

病理生理改变，这些因素都将造成机体生理潜能承受巨大负担。为减轻这种负担和提高手术麻醉的安全性，在手术麻醉前对患者的全身情况和重要器官生理功能作出充分估计，并尽可能加以维护和纠正，是外科手术治疗学中的一个重要环节，也是麻醉医师临床业务工作的主要方面。

全面的麻醉前估计和准备工作应包括以下几个方面：①全面了解患者的全身健康状况和特殊病情。②明确全身状况和器官功能存在哪些不足，麻醉前需要做哪些积极准备。③明确器官疾病和特殊病情的危险所在，术中可能发生哪些并发症，需采取哪些防治措施。④估计和评定患者对麻醉和手术的耐受力。⑤选定麻醉药、麻醉方法和麻醉前用药，拟定具体麻醉实施方案。

### 三、麻醉前用药

麻醉前用药（也称术前用药）是手术麻醉前的常规措施，主要目的是：①解除焦虑，充分镇静和产生遗忘。②稳定血流动力学；减少麻醉药需求量。③降低误吸胃内容物的危险程度。④提高痛阈，加强镇痛；抑制呼吸道腺体分泌。⑤防止术后恶心、呕吐。针对上述用药目的，临床上常选用五类麻醉前用药：神经安定类药；$\alpha2$肾上腺素能激动药；抗组胺药和抗酸药；麻醉性镇痛药；抗胆碱药。

### 四、吸入全身麻醉

吸入全身麻醉是将麻醉气体或麻醉蒸汽吸入肺部，使其经肺泡进入血液循环，到达中枢神经系统而产生的全身麻醉。

吸入麻醉药在体内代谢、分解少，大部分以原型从肺排到体外，因此吸入麻醉容易控制，比较安全、有效，是现代麻醉中常用的一种方法。

### 五、静脉全身麻醉

将全身麻醉药注入静脉，使其经血液循环作用于中枢神经系统而产生全身麻醉的方法称为静脉全身麻醉。静脉全身麻醉具有对呼吸道无刺激性、诱导迅速、患者苏醒较快、患者舒适、不燃烧、不爆炸和操作比较简单等优点。但静脉麻醉药多数镇痛不强，肌松差，注入后无法人工排除，一旦过量，只能依靠机体缓慢排泄，为其缺点。因此，使用前应详细了解药理性能，尤其是药代动力学改变，严格掌握用药指征和剂量，以避免发生意外。

### 六、气管、支气管内插管术

气管、支气管内插管术是临床麻醉中不可缺少的一项重要组成部分，是麻醉医师必须掌握的最基本操作技能，不仅广泛应用于麻醉实施，而且在危重患者呼吸循环的抢救复苏及治疗中也发挥重要作用。

### 七、局部麻醉

局部麻醉是指患者神志清醒，身体某一部位的感觉神经传导功能暂时被阻断，运动神经保持完好或同时有程度不同的被阻滞状态。这种阻滞应完全可逆，不产生组织损害。

常用的局部麻醉有表面麻醉、局部浸润麻醉、区域阻滞、神经传导阻滞四类。后者又可分为神经干阻滞、硬膜外阻滞及蛛网膜下隙神经阻滞。静脉局部麻醉是局部麻醉的另一种阻滞形式。

### 八、神经及神经丛阻滞

神经阻滞也称传导阻滞或传导麻醉，是将局部麻醉药注射至神经干旁，暂时阻滞神经的传导功能，达到手术无痛的方法。由于神经是混合性的，因此实施神经阻滞后不但感觉神经纤维被阻滞，运动神经纤维和交感、副交感神经纤维也同时不同程度地被阻滞。若阻滞成功，麻醉效果优于局部浸润麻醉。

### 九、椎管内麻醉

椎管内麻醉含蛛网膜下隙阻滞和硬膜外阻滞两种方法，后者还包括骶管阻滞。局部麻醉药注入蛛网膜下隙，主要作用于脊神经根所引起的阻滞称为蛛网膜下隙阻滞，统称为蛛网膜下隙神经阻滞；局部麻醉药在硬膜外间隙作用于脊神经，导致感觉和交感神经完全被阻滞，运动神经部分地丧失功能，这种麻醉方法称为硬膜外阻滞。

### 十、针刺麻醉的方法

针麻创用以来，种类较多，按针刺部位分，有体针、耳针、头针、面针、鼻针、唇针、手针、足针及神经干针等法；按刺激条件分，有手法运针、脉冲电针、激光照射穴位、水针和按压穴位等法。临床上以体针或耳针脉冲电刺激针麻的应用最为普遍。

# 第二节　急救与复苏

## 一、急救

### （一）严重心律失常

麻醉和手术期间心律失常的发生率为 16% ~62% 不等，心脏病患者可高达 60%，而非心脏病患者仅 37%。对重危患者和各类大手术患者，以及心脏病患者施行心脏或非心脏手术，严重心律失常是常见的并发症之一。因此，在麻醉手术期间及 ICU 中应加强心电图监测，以便迅速和正确地作出诊断，明确诱发因素，采取积极有效的防治措施，避免对手术成功率和患者预后产生消极影响。

### （二）急性肺水肿

急性肺水肿是指肺间质（血管外）液体积聚过多并侵入肺泡。两肺听诊有湿性啰音，咳出泡沫样痰液，表现呼吸困难，可出现严重低氧血症。若不及时处理，后果十分严重。有许多疾病如急性左心力衰竭等都能引起急性肺水肿，其发病机制不一，病理生理变化亦各异，研究和了解急性肺水肿形成的机制，将有助于肺水肿的早期诊断和预防，以便采取有效措施，使肺水肿迅速缓解。

### （三）心力衰竭

心力衰竭是由多种原因引起的心功能不全综合征。因此，其治疗的关键是纠正基础病因及诱因，特别对非心脏性病因或诱因的控制是相当重要的。对心力衰竭的控制也很重要，特别是急性心力衰竭，如不及时治疗，可危及患者生命。治疗心力衰竭的基本原则是：①减轻心脏负荷，包括前负荷和后负荷。②增强心肌收缩力，使心输出量增加。③维持心肌供氧与耗氧的平衡，供氧主要取决于血液的氧合状态和冠状动脉血流，耗氧则主要与动脉压、心率、前负荷及心肌收缩性有关。

## （四）急性肾功能衰竭

急性肾功能衰竭是由各种原因引起肾功能急剧减损，导致水潴留、氮质血症、电解质及酸碱平衡紊乱等急性尿毒症的临床综合征。急性肾功能衰竭如能早期诊断、及时抢救和合理治疗，多数病例可逆转，是目前能得到完全恢复的重要器官功能衰竭之一。

## 二、复苏

在患者心跳、呼吸停止时所采取的抢救措施称复苏术，抢救的目的是不仅要使患者存活，而且要使患者意识恢复，此称为复苏。心肺脑复苏在临床上大致分为三个既有区别又有联系的阶段：基础生命支持、继续生命支持、长期生命支持。

### （一）临床表现

心搏停止的患者表现为突然的心音和大动脉搏动消失，继而呼吸、神智消失。如不及时抢救即出现瞳孔散大、固定、肌肉软瘫、脊髓和基础防御（如咳嗽）反射消失；手术的患者则发生术野渗血停止；枕骨大孔疝的患者则首先表现为呼吸骤停。

经复苏治疗的病例，原发病不严重或初期复苏及时且有效者，呼吸功能和循环功能可逐渐恢复，原发病较重或初期复苏不及时者，即使在循环功能基本稳定，呼吸可能还未恢复或未完全恢复，心、肺、脑、肾等重要器官的病理生理状态不仅未必恢复，而且可能继续恶化。但经复苏后对这些重要器官功能进行严密的观察和必要的处理，部分患者可得以逐步康复。研究表明：4 分钟内开展初期复苏，8 分钟内后期复苏，患者存活率为 43%；8 ~ 16 分钟内开始后期复苏，存活率仅为 10%；8 ~ 12 分钟内开始初期复苏，16 分钟后期复苏，存活率为 6%。

### （二）检查方法

心搏停止后，心电图可见三种情况：①心电活动消失，心电图呈直线。②室颤。③仍有生物电活动存在，但无有效机械收缩。

### （三）诊断标准与诊断

1. 神智突然消失，大动脉搏动触不到。

2. 听不到心音，测不到血压。

3. 呼吸停止或呈叹息样呼吸，面色苍白或灰白。

4. 手术创面血色变紫、渗血或出血停止。

5. 瞳孔散大，无任何反射。应注意脑挫伤、颅骨骨折、颅内出血儿茶酚胺效应、安眠药中毒或使用阿托品类药物者瞳孔也会散大，应予以鉴别。

诊断：符合 1 和 2 的表现即可确诊，或 1、2 与 3、4、5 同时出现即可确诊。在现场复苏时，为不延误抢救时机，据 1 即可确诊。

（四）复苏治疗效果判定标准

1. 治愈。给予复苏治疗后，自主循环、呼吸恢复，瞳孔对光反射敏感，神志逐步清醒，智力恢复，参加正常工作。

2. 有效。心肺复苏后遗留一定的精神行为或神经障碍，或者仅呈皮质下存活（持续的植物人状态）。

3. 无效。心肺复苏后再度衰竭，在短期内死亡，或给予持续复苏治疗 30 ~ 60 分钟后仍无自主循环、呼吸出现。

（五）复苏治疗原则

维持通气和换气功能；心脏按压以触及颈动脉或股动脉搏动；利用各种措施诱发心搏；维持循环功能、肾功能；维持水、电解质、酸碱平衡；实施贯穿始终的脑保护，防止或缓解脑水肿（和脑肿胀）的发展。

复苏可分为三个步骤：初期的通畅气道，恢复呼吸循环功能及实施脑保护；中期的药物治疗，电除颤、纠正内环境及进一步脑保护；后期的脑复苏及循环功能的维持。

（六）复苏治疗中应注意的问题

1. 一旦发现患者神智、呼吸及大动脉搏动消失，应立即进行复苏，不应反复听心音或等心电图诊断而延误抢救。

2. 口对口人工呼吸的潮气量应为正常呼吸时的 2 ~ 3 倍，形成过度通气，以弥补吹入气氧含量低、二氧化碳含量高的缺陷。

3. 心包填塞、张力性气胸、新鲜肋骨骨折及心瓣膜置换术后的患者不应采用胸外心脏按压，宜实施开胸胸内挤压。老年人骨质较脆，胸廓缺乏弹性，易发生肋骨骨折，胸外心脏按压时应加倍小心。

4. 电除颤失败时，不宜无限制地增加电能，应纠正其他因素，如心肌缺血、血钾过低、心脏温度过低、高碳酸血症等。

5. 脑复苏中不应用硫喷妥钠，因此药虽可抑制惊厥，但负荷量的硫喷妥钠有明显的负性肌力作用及负性血流动力学作用。

6. 应用甘露醇要防止过度，以免使血容量不足、血液黏度增加、脑血流减少和电解质紊乱。

# 第三节　重症监测治疗

ICU 是在麻醉后恢复室（PARR）的基础上发展起来的，真正具有现代规范的 ICU 建立于 1958 年，在美国的 Baltimore City Hospital，属麻醉科管辖。ICU 在英国改名为 ITU。中文的意思是将患者集中加强监测治疗的单位。因此，国内有些单位称之为"加强医疗病房"，中华医学会麻醉学会则建议称为"重症监测治疗病房"。ICU 的特点有以下几方面：①是医院中对危重患者集中管理的场所。②具有一支对危重病症进行紧急急救与诊治的医师、护士队伍。③配备先进的监测设备，能进行连续、定量的监测，可为临床诊治提供及时、准确的依据。④医护人员具有先进的治疗技术，对重要脏器功能衰竭可进行有效、持久的治疗。ICU 的宗旨是对危重患者提供高水准的医疗护理服务，最大限度地抢救患者。其主要任务是对危重患者进行抢救和实施监测治疗。精心的观察护理，对患者内环境及各重要脏器功能的全面监测和及时有效的治疗，能够减少并发症的发生率，降低病死率和提高抢救成功率和治愈率。ICU 的建立促进了危重病医学的崛起。

## 一、体制

综合来讲，ICU 的建制大致可分为专科 ICU、综合 ICU 和部分综合 ICU 三种形式。

### （一）专科 ICU

专科 ICU 是各专科将本专业范围内的危重患者进行集中管理的加强监测治

疗病房。例如，心血管内科的 CCU，呼吸内科的 RCU，儿科的 NCU，心胸外科的 TCU，等等。此外，烧伤科、神经科、脏器移植等都可设立自己的 ICU。不同专科的 ICU 有各自的收治范围和治疗特点，留住的时间等方面也不尽相同。专科 ICU 由专科负责管理，通常指派一名高年资的专科医师固定或定时轮转全面负责。专科 ICU 的特点与优势是对患者的原发病治疗、专科处理、病情演变的掌握等从理论到实践均有较高的水平或造诣，实际上是专科处理在高水平上的延续。但其不足之处是对专科以外的疾病的诊治经验与能力相对不足，因而遇有紧急、危重情况，常需约请其他专科医师协同处理，如气管切开、气管插管、呼吸器治疗、血液透析等。麻醉科是最常被约请协助处理的科室之一。此外，建设 ICU 需要投入大量的财力、物力。因此，即使在经济相当发达的国家的医院中，至今仍是根据各医院的优势即重点专科建立相应的专科 ICU。

（二）综合 ICU

是在专科 ICU 的基础上逐渐发展起来的跨科室的全院性综合监护病房，以处理多学科危重病症为工作内容。综合 ICU 由医院直接领导而成为医院中一个独立科室；也可由医院中的某一科室管辖，如麻醉科、内科或外科。综合 ICU 应由专职医师，即从事危重病医学的专科医师管理。这样的专职医师需要接受专门的培训，取得资格才能胜任。在 GICU（综合 ICU），专职医师全面负责 ICU 的日常工作，包括患者的转入转出，全面监测，治疗方案的制订和监督协助执行，以及与各专科医师的联络和协调等。原专科的床位医师每天应定期查房，负责专科处理。

综合 ICU 的特点与优势是弥补了专科分割的缺陷，体现了医学的整体观念，也符合危重病发展的"共同通路"特点，其结果必然是有利于提高抢救成功率与医疗质量。但是，另一方面的难度是，要求一个 ICU 专职医师，对医学领域中如此众多的专科患者的专科特点均能有较深入、全面的了解是相当困难的，因而在这种 ICU 中，与专科医师的结合十分重要。

（三）部分综合 ICU

鉴于上述两种形式的优缺点，部分综合 ICU 的建立有利于扬长避短。部分综合 ICU 系指由多个邻近专科联合建立的 ICU，较典型的例子是外科 ICU 或麻醉科 ICU（或麻醉后 ICU，PAICU）。两者主要收治外科各专科的术后危重患者，这些患者除了专科特点，有其外科手术后的共性。因此，综合性 ICU 的成立不应排斥专科 ICU 的建立，特别是术后综合 ICU 的建立具有重要价值，也是现代麻醉学的重要组成部分，本章将以此为重点进行介绍。

## 二、建设

### （一）病房与床位要求

PAICU 的位置应与麻醉科、手术室相靠近，专科 ICU 则设置在专科病区内，在有条件的医院内所有的 ICU 应在同一个区域里，共同组成医院的危重病区域。ICU 病床设置一般占医院总床位数的 1% ~ 2%，每张危重病床的使用面积应有 15 ~ 18m²；除此以外，还要有相同面积的支持区域，作为实验室、办公室、中心监测站、值班室、导管室、家属接待室、设备室、被服净物和污物处理室等。病房应是开放式的，一般一大间放置 6 ~ 8 张床位，每张床位之间可安置可移动隔挡，另设一定数量的单人间，病房内设有护士站，稍高出地面，可看到所有病床，中心护士站应设有通信联络设备和控制室内温度、光线和通气以及管理控制药物柜的操纵装置。每个床位要有 8 ~ 10 个 10 ~ 13 安培的电源插座，分布于床位的两边。电源最好来自不同的线路，在发生故障时更换插座使用。所有电源应与自动转换装置连接，电源中断时可自动启用备用系统。每个床位至少要有两个氧气头，两个吸引器头，还要有压缩空气、笑气与氧的等量混合气体。

### （二）仪器配备

ICU 需购置许多贵重仪器，选择仪器应根据 ICU 的任务、财力及工作人员的情况而定，一般仪器设备包括以下三方面：监测和专项治疗仪器设备，诊断仪器设备，护理设备。

### （三）建立科学管理

为了保证工作有秩序地进行，除 ICU 的医护人员要履行卫健委要求的医院各级人员的职责，医院还需要建立和健全自身的各项制度，包括：早会制度、交接班制度、患者出入室制度、抢救工作制度、保护性医疗制度、死亡讨论制度、医疗差错事故报告制度、会诊制度、护理查房制度、药品管理制度、医嘱查对制度、用药查对制度、输血查对制度、仪器保管使用制度、消毒隔离制度、病区清洁卫生制度、财物管理制度、学习进修制度以及家属探视制度。同时还需要建立健全各种常规，包括体外循环术后监护常规、休克监护常规、呼吸器支持呼吸监护常规、气管造口护理常规、各种导管引流管护理常规和基础护理常规等。

### 三、人员配备

ICU中专职医师的人数视病房的规模和工作量需求而定。不同形式的ICU应有所区别，医师与床位的比例一般为1：2或1：1。ICU设主任一名（专科ICU可由专科主任兼任），主治医师、住院医师按床位数决定。如隶属于麻醉科的一级科室（如内科、外科、急诊科等），低年资主治医师和住院医师可轮转，高年资主治医师应相对固定，ICU主任可由一级科室的副主任兼任。ICU的护士人数是固定的。不论何种ICU，均应设专职护士长1~2名，护士人数根据对护理量的计算而确定，一般与床位的比例为3：1。护理量根据患者病情的轻重程度一般分为以下四类。

第Ⅰ类：病危，此类患者至少有一个脏器发生功能衰竭，随时有生命危险，每日护理量可达24小时，即患者床边不能无护理人员。第Ⅱ类：病重，主要是术后高危、病情较重，有脏器功能不全或随时有可能发展为衰竭的患者，每日护理工作量在8~16小时，即每24小时必须有1~2个护士在床边监护。第Ⅲ类：一般，每日护理量在4~8小时。第Ⅳ类：自理，每日护理量在4小时以下。在以上各类患者中ICU只收治第Ⅰ、Ⅱ类患者，根据各医院ICU收治患者的特点计算所需护士人数，计算方法是：以每个患者每周所需护理工作时间，或病房每周所需总护理小时数，除以一个护士每周可能提供的工作时间数，得出所需护士人数。这样的计算结果，加上周末、节假日等，一般ICU的床位与护士之比如前所述约为1：3。

除医师、护士外，ICU还需要多种专门人才，如呼吸治疗师、管理仪器设备的医学工程师、放射科诊断医师和技术员、营养治疗师、院内感染管理人员、药剂师、实验室技术员、计算机工作人员、护理员、清洁工等。

### 四、收治对象

ICU的收治对象来自各临床科室的危重患者，如呼吸、循环等重要脏器和代谢有严重功能不全或可能发生急性功能衰竭随时可能有生命危险的患者。在 ICU 收治患者的选择上要明确以下两点：①患者是否有危重病存在或有潜在的危重病或严重的生理扰乱。②患者的危重程度和严重生理紊乱经积极处理后是否有获得成功的可能。

## 五、日常工作内容

### （一）监测

包括呼吸、心血管、氧传递、水电解质和酸碱平衡、血液学和凝血机制、代谢、肝肾功能、胃肠道、神经系统和免疫与感染等。对不同病种的监测应有不同的侧重。

### （二）治疗

ICU 治疗的重点是脏器功能支持和原发病控制，有以下几个特点。

1. 加强与集中。加强指对患者的监测、治疗等各方面都要强而有力。集中就是集中采用各种可能得到的最先进医疗监测和治疗手段以及各专科的诊疗技术和现代医学最新医疗思想和医学工程最新成果。危重患者的病情有自然恶化的趋势，也有好转的可能，只有经过早期强而有力的治疗，才可能阻断恶化的趋势而争取好的可能。

2. 共同特点。在病程的危重期，不论原发病来自哪里，患者都可能表现出许多共同特点，称为各种疾病危重期发展的共同道路。这时的患者不但表现出各单个脏器的功能障碍，而且突出地表现为脏器功能间的相互不平衡，表现为互相联系、互相影响和互为因果。因此对多脏器功能的全面支持成为临床上突出的工作内容。这种支持涉及各专科的医疗技术的运用，但不是它们的简单相加，而是要特别注意各脏器功能支持的平衡协调，阻断恶性循环，使患者转危为安，应当指出的是所有的治疗措施都可能会影响机体的平衡，越是强有力的治疗措施对平衡的影响越大。患者的病情如仍集中在某一个脏器，则在支持这个脏器的基础上兼及其他脏器功能，这就抓住了恢复平衡的大方向。如果患者的主要问题已突破了某一脏器的范围，而以多脏器功能损害为临床突出表现，脏器支持的均衡性就成了十分突出的问题。

3. 整体观念。近代医学的进步使分科越来越细，有利于专科治疗成功率的提高，也带来了完整整体被分割的弊端。ICU 的患者其疾病涉及多个脏器，问题就复杂起来，因为对各个脏器的治疗原则可能是相互矛盾的。这就要求我们的治疗从整体的观念出发，注意各项脏器支持的相互协调。

4. 确定治疗的先后缓急。根据病情的轻重缓急，拟订治疗方案，明确哪些病情需要紧急处理，哪些需要稍次之，在病情的发展中，当一个主要的紧急的问题获得缓解或解决，另一个问题可能会上升为主要矛盾，因此对病情作出动态估计并识别特定病变的病理生理影响在治疗中十分重要，也需有相当的经验和较高的临床判断力。

5. 区分和监测原发性治疗和继发性治疗。原发性治疗指针对原发疾病的处理措施，继发性治疗指对受继发影响的其他生命器官和系统的功能的保护。两者在治疗上是既有紧密联系又有区别的。

6. 区分支持治疗和替代治疗。支持治疗是针对重要器官系统发生严重功能不全，但尚属可逆性病变，旨在努力恢复重要器官系统自身功能的支持措施。若病变不可逆，重要器官系统功能达到不可恢复的程度，需用替代治疗。两种治疗在一定条件下可以互相转化。

## 六、与一般治疗病室的关系

1. 危重患者转到 ICU 后，ICU 医师应和原病房医师保持联系，使患者不但得到 ICU 的严密监测和积极治疗，同时也得到原病房医师的治疗意见。

2. 有关治疗的重要医嘱及患者转回原病房的决定，应在每日晨间查房或在急诊时与原病房医师共同商定。

3. 原病房医师每日应定期查房，并提出处理意见，非查房期间，原病房医师需更改医嘱时，应征求值班医师的意见，商讨决定。

4. 除执行会诊商定的医嘱外，ICU 值班医师在病情变化时有权做紧急处理。

# 第二章　吸入麻醉技

吸入全身麻醉是利用一定的设备装置使麻醉气体通过肺泡进入血液循环，作用于中枢神经系统而产生全身麻醉效应的一种麻醉方法。由于其实施需要相应的设备和装置及操控技术，故只有熟练掌握吸入麻醉的基本概念与操作系统，方能将吸入麻醉技术安全有效地应用于临床。

## 第一节　吸入麻醉药的药理学基础

### 一、肺泡最低有效浓度

#### （一）定义

肺泡最低有效浓度（MAC）是指在一个大气压下，50%的患者对外科手术切皮引起的伤害性刺激不产生体动或逃避反应时肺泡内麻醉药浓度，一般以所测呼气终末吸入麻醉药浓度予以代表（表2-1）。

表2-1　常用吸入麻醉药的MAC（1个大气压下，37℃）

|  | 0.65MAC | 1.0MAC | MAC awake |
|---|---|---|---|
| 氧化亚氮 | 65.00 | 105 | 41.00 |
| 氟烷 | 0.48 | 0.75 | 0.30 |
| 恩氟烷 | 1.09 | 1.7 | 0.67 |
| 异氟烷 | 0.75 | 1.2 | 0.46 |
| 七氟烷 | 1.11 | 2.0 | 0.78 |
| 地氟烷 | 6.0 | – | – |
| 氙气 | – | 71 | – |

注：氧化亚氮，$N_2O$。

（二）MAC 的临床意义

1. 吸入麻醉药在肺泡与血液内达到平衡后，MAC 即可能反映脑内吸入麻醉药分压，类似于量－效曲线的 ED50，一般认为可借此评价不同吸入麻醉药的效能，且此时与其他组织的摄取和分布无关。但 MAC 不能代表反映麻醉深度的所有指标，在相等的 MAC 下，药物对机体的生理影响并不相同。

2. 由于进入麻醉状态主要取决于麻醉药的分子数量而不是分子类型，因此，MAC 具有相加性，即若同时吸入两种麻醉药，各为 0.5MAC，其麻醉效能相当于 1.0MAC 的单一吸入麻醉药。临床上利用此特性复合应用两种吸入麻醉药，以减轻各自的不良反应。

3. 外科手术一般需要 1.5 ~ 2.0MAC 方可达到适当的麻醉深度。

（三）MAC 的延伸

1. MAC95。其意义类同于 ED95，可使 95% 的患者达到对切皮引起的伤害性刺激无体动反应时的 MAC，一般为 1.3MAC。

2. MAC awake。MAC awake50，即停止吸入全身麻醉后患者半数苏醒时肺泡气浓度，亦即 50% 患者能执行简单的指令时呼气终末吸入麻醉药浓度（代表肺泡气浓度）；MAC awake95 是指 95% 患者达到上述条件，一般可视为患者苏醒时脑内吸入全身麻醉药分压，不同吸入麻醉药的 MAC awake 均约为 0.4MAC。

3. MAC EI。指患者气管插管时声带不动以及插管前后不发生体动时的 MAC，其中 MAC EI50 为 50% 患者满足上述插管条件时的肺泡气麻醉药浓度，通常为 1.5MAC；MAC EI95 则是 95% 患者满足上述条件时的肺泡气麻醉药浓度，一般为 1.9MAC。

4. MAC BAR。为阻滞肾上腺素能反应的肺泡气麻醉药浓度。MAC BAR50 意即 50% 的患者在切皮时不引起交感、肾上腺素等内分泌反应的 MAC，一般为 1.6MAC；MAC BAR95 则为 95% 的患者不出现此应激反应的 MAC，通常为 2.5MAC。

（四）与 MAC 相关的因素

1. 影响 MAC 的内在因素

（1）体温：在哺乳动物中，MAC 可随着体温下降而下降，此特性系由麻醉气体的液相效能在温度下降时仍能保持相对稳定所决定的，但体温每下降1℃时不同麻醉药的 MAC 下降幅度不一致。

（2）年龄：MAC 值在患者6个月龄时最高，以后随年龄增长而下降，一般年龄每增长10年，MAC 值下降6%，至80岁时，其 MAC 仅为婴儿期的一半。

（3）甲状腺功能：在甲亢状态下，由于全身各组织对吸入麻醉药的摄取量相应增加，故 MAC 无明显变化；但亦有学者认为 MAC 值下降。

（4）妊娠：妊娠可使 MAC 降低，尤其是前8周，MAC 下降1/3，产后72小时后 MAC 即可恢复至妊娠前水平。

（5）血压：平均动脉压（MAP）＜50mmHg 时可使 MAC 下降，高血压则对 MAC 影响不大。

（6）血容量：贫血状态时，血细胞比容（Hct）＜10% 可使 MAC 下降，等容性贫血时影响不大。

（7）动脉二氧化碳分压（$PaCO_2$）、动脉氧分压（$PaO_2$）：$PaCO_2 > 90mmHg$ 或 $PaO_2 < 40mmHg$（动物研究）时均可使 MAC 下降。

（8）酸碱度：一般认为代谢性酸中毒可降低 MAC。

（9）离子浓度：在动物实验中发现，低钠血症可使 MAC 下降，而高钠血症则使 MAC 升高，血浆镁离子高于正常值5倍以内不影响 MAC，但在10倍范围内，则降低 MAC，而高钾血症对 MAC 则无明显影响。

（10）酒精：急性酒精中毒可使 MAC 下降，但长期嗜酒者 MAC 上升。

2. 药物对 MAC 的影响

（1）升高 MAC：使中枢儿茶酚胺释放增加的药物如右旋苯丙胺等。

（2）降低 MAC：使中枢儿茶酚胺释放减少的药物如利血平、甲基多巴等以及局部麻醉药（可卡因除外）、阿片类、氯胺酮、巴比妥类、苯二氮类、胆碱酯酶抑制剂、α-肾上腺素受体阻滞药等。近年来的研究表明，以羟乙基淀粉、明胶、平衡盐等进行高容量血液稀释亦可降低 MAC。

3. 其他因素　种族、性别、昼夜变化均不影响 MAC。传统观念认为麻醉持续时间不影响 MAC，但近年来的许多研究表明，吸入麻醉持续时间、伤害性刺激方式和部位均可影响 MAC。在动物研究中，当生物体所处环境压力增加，MAC 则下降，称为"麻醉作用的压力逆转"，其产生机制及意义目前尚无定论。

## 二、吸入麻醉药的药动学

麻醉气体在各种组织器官的分配系数是决定其摄取、分布、排泄的重要因素，分配系数与麻醉诱导、维持及苏醒过程密切相关。

1. 吸收。如下所述。

（1）吸入麻醉药的吸收过程包括麻醉药从麻醉机挥发罐，氧化亚氮（N2O）从气体管道经过呼吸管道到达血液循环。在向肺泡内输送气体的过程中，麻醉药吸入浓度越高，肺泡内气体浓度上升越快，此为浓度效应。若两种不同浓度的麻醉气体同时输送，则高浓度气体（称为第一气体）被吸收的同时，可提高低浓度气体（称为第二气体）的吸收速率，此种现象谓之第二气体效应（图2－1）。常用吸入麻醉药的分配系数，见表2－2。

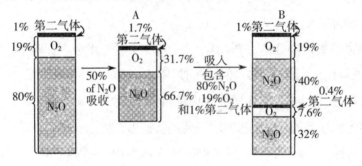

图2－1 第二气体效应

表2－2 常用吸入麻醉药的分配系数（1个大气压下，37℃）

| | 血/气 | 脑/血 | 肌肉/血 |
|---|---|---|---|
| 氧化亚氮 | 0.47 | 1.1 | 1.2 |
| 氟烷 | 2.5 | 1.9 | 3.4 |
| 恩氟烷 | 1.8 | 1.4 | 1.7 |
| 异氟烷 | 1.4 | 1.6 | 2.9 |
| 七氟烷 | 0.65 | 1.7 | 3.1 |
| 地氟烷 | 0.45 | 1.3 | 2.0 |
| 氙气 | 0.115 | 0.13 | 0.1 |

（2）肺循环对吸入麻醉药的摄取取决于麻醉气体的血/气分配系数（λ）、心排出量（Q）和肺泡－静脉血麻醉药分压差（PA－PV），通常用公式"摄取

= ［（λ）×（Q）×（PA－PV）/大气压］"表示，λ 大者，麻醉气体易溶于血，可经肺循环被迅速移走，使肺泡内分压上升速度减慢，麻醉诱导时间延长；λ 小者则相反，其麻醉诱导时间缩短。肺循环与心排出量对肺内吸入麻醉药分压的影响与其同理，肺血流增加以及心排出量增加，均能使药物迅速被血流移走而降低肺泡内分压。而存在心力衰竭、休克等情况时，药物移走速度减慢，肺内分压则很快上升。

2. 分布

（1）吸入麻醉药吸收进入血液循环后，很快随血流到达全身各组织器官。某一组织所摄取的麻醉药量与组织的容积、组织对麻醉药的亲和性和该药的溶解度密切相关。气体麻醉药在各个器官内的分布与麻醉诱导、维持以及恢复均密切相关。

（2）一般根据麻醉药的分布将不同组织分为四组：脑、心、肝、肾、内分泌器官等为血管丰富组织（VRG），在诱导早期便能摄取大量的药物，使组织内麻醉药分压与动脉血分压迅速达到平衡，在 4～8 分钟内，便能达到动脉血的 95%；肌肉和皮肤组成肌肉群（MG），在 VRG 达到平衡后的长时间内，MG 是主要的麻醉药分布系统，在 2～4 小时内可达到平衡；脂肪群（FG）是 MG 达到平衡后的主要药物贮藏库；由韧带、肌腱、骨骼和软组织等组成的血管稀疏组织（VPG）血流灌注少，所以并不参与麻醉药的分布。

（3）在麻醉诱导开始时，VRG 的摄取决定脑内达到所需 MAC 的时间。在麻醉维持阶段，麻醉药在不同组织内的分布差异相当大，并影响麻醉药的用量以及药物对各器官的作用。当停止输送麻醉气体，机体转入麻醉恢复阶段时，VRG 的分压迅速下降，并与肺泡内分压相等。但对 MG、FG、VPG 而言，麻醉时间长短决定其达到平衡与否及药物摄取量的多少。因此在麻醉恢复中，若麻醉维持时间短，血流灌注量少的组织由于吸入麻醉药量少，此时仍未与血中浓度达到平衡而继续摄取，从而使动脉血中麻醉药浓度下降，对麻醉的苏醒具有促进作用；但长时间麻醉后，上述组织群内吸入麻醉药摄取量增多并已达平衡，一旦血中麻醉药浓度降低，则低血流灌注组织中向血中释放麻醉药，再分布至 VRG，使苏醒时间延长。

3. 转化 各种吸入麻醉药在体内均有不同程度的生物转化，目前在临床应用的吸入麻醉药中，以地氟烷在体内代谢最少。吸入麻醉药脂溶性大，首先要在肝内进行氧化代谢以及与亲水基团结合，最后才能经肾排出体外。肝内的细胞色素 P450 是主要的药物氧化代谢酶。氟烷、甲氧氟烷、N2O 均有自身酶诱导作用，长时间吸入亚麻醉剂量的健康人，其肝脏药物代谢能力明显增强。

4. 排泄　麻醉气体大部分通过肺部以原形排出，小部分在体内进行生物转化，极少量经手术创面、皮肤排到体外。吸入麻醉药的排泄与麻醉过程相似，亦受吸收及分布等相关因素的影响，其中最大影响因素为血液溶解度、组织/血分配系数、心排出量及肺泡通气量。组织溶解度大者，从组织释放回血液到肺泡的速率则减慢，导致苏醒延长。足够的心排出量可快速将药物从组织带到血液中，再经血液从肺泡排出。目前临床所应用的吸入麻醉药均具有苏醒快的优点，停止吸入后多能在 6 ~ 10 分钟内达到苏醒浓度以下，尤其与 N2O 合用时，苏醒更迅速、平稳。

### 三、临床常用吸入麻醉药的药理学特点

#### （一）氟烷

氟烷又名三氟氯溴乙烷，1951 年由 Sukling 合成，1956 年开始广泛应用于临床。

1. 药物作用

（1）中枢神经系统：氟烷为强效吸入麻醉药，对中枢神经系统可产生较强的抑制作用，但镇痛作用差，并有扩张脑血管作用，可增高颅内压。

（2）循环系统：氟烷对循环系统有较强的抑制作用，主要表现为抑制心肌和扩张外周血管。由于其抑制交感和副交感中枢，削弱去甲肾上腺素对外周血管的作用，因而交感神经对维持内环境稳定的调控作用减弱，使氟烷对心脏的抑制得不到代偿，两者共同影响使血压下降程度较其他吸入麻醉药大。

（3）呼吸系统：氟烷对呼吸道无刺激，不引起咳嗽和喉痉挛，可用于小儿麻醉诱导，同时由于其具有抑制腺体分泌和扩张支气管的作用，术后肺部并发症少。

（4）肝脏：对肝脏有一定影响，尤其是短期内再次接受氟烷麻醉者，可出现"氟烷相关性肝炎"。肝损害的表现为：在麻醉后 7 天内发热，同时伴有胃肠

道症状，血中嗜酸性粒细胞增多，血清天冬氨酸转氨酶（谷草转氨酶）、碱性磷酸酶增高，凝血酶原时间延长，并可出现黄疸，病死率高。建议在 3 个月内避免重复吸入氟烷。

（5）肾脏：氟烷降低血压的同时可减少肾小球滤过率及肾血流量，直至血压恢复，对肾脏无直接损害。

（6）子宫：浅麻醉时对子宫无明显影响，加深麻醉则可使子宫松弛，收缩无力，用于产科宫内翻转术虽较理想，但可增加产后出血。

（7）内分泌系统：氟烷麻醉时可使血中 ADH、ACTH、肾上腺皮质醇、甲状腺素浓度增高。浅麻醉时升高血中儿茶酚胺浓度，加深麻醉后则无影响。不影响人类生长激素及胰岛素水平。

2. 临床应用　氟烷麻醉效能强，适用于各科手术，尤其适用于出血较多、需控制性降压的患者。对气道无刺激，诱导和苏醒迅速，适用于吸入诱导，尤其小儿麻醉诱导。有扩张支气管的作用，可用于哮喘、慢性支气管炎或湿肺患者。不升高血糖，可适用于糖尿病患者。术后很少发生恶心、呕吐，肠蠕动恢复快。但氟烷具有较强的呼吸、循环抑制作用，不适用于心功能不全以及休克等心血管功能不稳定的患者；由于可增高心肌对肾上腺素的敏感性，从而易致心律失常。安全范围小，镇痛作用弱，肌松不充分，对橡胶、金属有腐蚀作用，并可发生严重的肝损害，故虽麻醉效能强，但目前已不主张单独使用。

（二）异氟烷

异氟烷是恩氟烷的同分异构体，合成于 1965 年，自 1978 年始广泛应用于临床。

1. 药物作用

（1）中枢神经系统：异氟烷对中枢神经系统的抑制呈剂量依赖性，在低 $CO_2$ 条件下对颅内压的影响小于氟烷和恩氟烷，吸入浓度达 $0.6 \sim 1.1MAC$ 时，不增加脑血流量；1.6MAC 时，脑血流量虽增加，但增幅不如氟烷。深麻醉、低 $CO_2$ 或施加听刺激时不产生恩氟烷样的抽搐，故可安全用于癫痫患者。

（2）循环系统：异氟烷对心血管功能仅有轻度抑制作用。在 2.0MAC 以内，对心肌的抑制小，能降低心肌氧耗量及冠脉阻力，但不减少冠脉血流量；异氟烷致血压下降的主要原因是其降低周围血管阻力。异氟烷能增快心率，但较少引起心律失常。

（3）呼吸系统：异氟烷抑制呼吸与剂量相关，可大幅度降低肺通气量，在增高 $CO_2$ 的同时抑制中枢对其引起的通气反应。异氟烷增加肺阻力，并能使肺顺应性和功能余气量减少。

（4）肝脏：异氟烷物理性质稳定，临床应用证实对肝脏无损害，潜在的肝脏毒性很小。

（5）肾脏：异氟烷在体内代谢少，对肾功能影响小，虽能通过降低全身血压而减少肾血流量，但并无明显肾功能抑制和损害，长时间麻醉后血清尿素氮、肌酐和尿酸不增加。

（6）子宫：异氟烷对子宫肌肉收缩有抑制作用，与剂量相关。浅麻醉时并不抑制分娩子宫的收缩，深麻醉时则有较大的抑制作用，故能增加分娩子宫的出血。浅麻醉时对胎儿无影响，但深麻醉时由于降低子宫血流灌注，可对胎儿产生不良影响。异氟烷类同于恩氟烷，能增加人流术中的子宫出血，故不提倡用于该类手术。

（7）神经肌肉：异氟烷有肌肉松弛作用，能强化去极化和非去极化肌松药的效应，术中可减少肌松药的用量，因此适用于重症肌无力患者。

2. 临床应用　异氟烷具有很多优点，麻醉诱导迅速，患者苏醒快，不易引起呕吐，适用于各种手术。由于其对心血管功能影响很小，并可扩张冠脉，故可安全用于老年、冠心病患者。不增加脑血流量，适用于神经外科或颅内压增高的手术，尤其是癫痫患者。吸入低浓度异氟烷尚可用于 ICU 患者的镇静。

异氟烷镇痛作用较差，并有一定刺激性气味，麻醉诱导时小儿难以合作。能增快心率；扩张阻力血管而降低血压。可增加子宫出血，不适用于产科麻醉。

（三）恩氟烷

恩氟烷由 Terrell 在 1963 年合成，于 20 世纪 70 年代应用于临床。

1. 药物作用

（1）中枢神经系统：对中枢神经系统的抑制随血中浓度升高而加深，吸入 3%～3.5% 的浓度时，可产生暴发性中枢神经抑制，脑电图呈现单发或重复发生的惊厥性棘波，临床上可伴有四肢肌肉强直性、阵挛性抽搐。惊厥性棘波是恩氟烷深麻醉的特征性脑电波，也称之为癫痫样脑电活动，低 $CO_2$ 时棘波更多，此种发作为自限性、暂时性。在动脉压波动不大时，恩氟烷可使脑血管扩张，增加脑血流量，从而使颅内压升高。

（2）循环系统：恩氟烷对循环系统的抑制呈剂量依赖性。增快心率，抑制心肌收缩力，并能减少每搏量及心排血量，使血压下降，而右房压升高。血压下降与心肌抑制相关外，尚由外周血管阻力下降所致。血压下降与麻醉深度呈平行关系，可作为麻醉深度的判断指标。恩氟烷不增加心肌对儿茶酚胺的敏感性，可安全用于嗜铬细胞瘤患者的麻醉。

（3）呼吸系统：恩氟烷对呼吸道无刺激作用，不增加气道分泌物，不引起气道痉挛和咳嗽。但对呼吸有较强的抑制作用，强于其他吸入麻醉药，主要是减少潮气量，也可降低肺顺应性。

（4）肝脏：对肝脏功能影响轻微，研究表明，多次重复吸入恩氟烷不产生明显的肝脏损害。

（5）肾脏：对肾脏功能有轻度抑制作用，但麻醉结束后可迅速恢复。恩氟烷麻醉后血清中无机氟可升高，但未超过肾功能损害的阈值，对于术前肾功能受损者，需谨慎或避免应用。

（6）子宫：恩氟烷有松弛子宫平滑肌的作用，呈与用药剂量相关性宫缩减弱，甚至出现宫缩乏力或产后出血。

（7）神经肌肉：恩氟烷具有肌肉松弛作用，亦可增强肌松药的神经肌肉阻滞效能，单独使用所产生的肌松作用可满足手术的需要。恩氟烷的肌肉松弛作用与剂量相关，新斯的明不能完全逆转其神经肌肉阻滞作用。

（8）眼内压：恩氟烷能降低眼内压，故可适用于眼科手术。

（9）内分泌：恩氟烷麻醉时可使血中醛固酮浓度升高，而对皮质激素、胰岛素、ACTH、ADH及血糖则均无影响。

2. 临床应用　恩氟烷诱导及苏醒相对较迅速，恶心、呕吐发生率低，对气道刺激性小，不增加气道分泌物，肌松效果佳，可适用于各部位、各种年龄的手术，如重症肌无力、嗜铬细胞瘤手术等。但恩氟烷对心肌有抑制作用，在吸入高浓度时可产生癫痫样脑电活动，深麻醉时抑制循环及呼吸。因此对于严重的心、肝、肾脏疾病以及癫痫、颅内压过高患者需慎用或禁用。

（四）七氟烷

七氟烷由 Regan 于 1968 年合成，1990 年在日本正式开始使用。

1. 药物作用

（1）中枢神经系统：七氟烷抑制中脑网状结构的多种神经元活动，与剂量相关，在吸入 4% 浓度时，脑电图可出现有节律的慢波，随麻醉加深慢波逐渐减少，出现类似巴比妥盐样的棘状波群。麻醉过深时可出现全身痉挛，但较恩氟烷轻。七氟烷亦升高颅内压，降低脑灌注压，但程度较氟烷小。

（2）循环系统：吸入一定浓度的七氟烷（2% ~4%），可抑制左室收缩及心泵功能，且与剂量相关，对心率的影响不大，但能使血压下降，与其抑制心功能、减少心排血量以及扩张阻力血管有关。

（3）呼吸系统：七氟烷对气道的刺激非常轻，尤其适用于小儿麻醉面罩诱导，此特点与氟烷相似。在麻醉加深的同时，对呼吸的抑制亦相应增强。

（4）肝脏：七氟烷麻醉可使肝脏血流量一过性减少，对门静脉的影响稍大，但均能恢复到术前水平。

（5）肾脏：七氟烷的组织溶解性低，在体内的代谢相对较少，肾毒性小，故目前尚未见七氟烷引起肾脏损害的报道。

（6）神经肌肉：七氟烷与其他吸入麻醉药一样，可强化肌松药的作用。

2. 临床应用　七氟烷因诱导、苏醒快，气道刺激少，麻醉深度容易控制，适用于各种全身麻醉手术，亦为小儿麻醉诱导及门诊手术的良好选择。七氟烷遇碱石灰不稳定，能一过性降低肝血流量，故一月内使用吸入全身麻醉、有肝损害的患者需慎用。当新鲜气流量较少时，管道内可产生化合物 A，因而使用七氟烷时需保证足够的新鲜气流。

（五）N2O

N2O，亦即笑气，1779 年由 Priestley 合成，自 1844 年 Wells 用于拔牙麻醉始，广泛用于临床，历史悠久。

1. 药物作用

（1）中枢神经系统：吸入 30% ~50% N2O 即有较强的镇痛作用，浓度在 80% 以上方产生麻醉作用，可见其麻醉效能较弱，MAC 在所有吸入麻醉药中居于最高，达 105，并有升高颅内压的作用。

（2）循环系统：N2O 对心肌无直接抑制作用，不影响心率、心排血量、血压、周围血管阻力等，但在单纯 N2O 麻醉下，可出现平均动脉压、右房压、食管温度升高，全身血管阻力升高，瞳孔增大。 （3）呼吸系统：对呼吸道无刺激，不抑制呼吸，术前如使用镇痛药，N2O 可增强术前药的呼吸抑制作用。

2. 临床应用　N2O 诱导迅速，苏醒快，镇痛效果强，对气道无刺激，无呼吸抑制作用，可安全用于各种非气管插管患者的麻醉，但由于其麻醉作用弱，常需吸入较高浓度，易出现缺氧，故常与其他吸入麻醉药复合应用，并可增强其麻醉效能，同时使麻醉后恢复更趋于平稳。N2O 对循环影响小，可安全用于严重休克或危重患者，以及分娩镇痛或剖宫产患者。长期使用 N2O 对骨髓有抑制作用，一般以吸入 50%，48 小时内为宜。使用高浓度的 N2O 容易引起术中缺氧。N2O 麻醉还可使体内含气空腔容积增大，以吸入 3 小时后最明显，故肠梗阻、气腹、空气栓塞、气胸、气脑造影等有闭合空腔存在时，体外循环、辅助体外循环时禁用。近期对于 N2O 的应用及其相关不良影响，尤其吸入高浓度（70%），存在很大争议。

（六）地氟烷

地氟烷为近年投入使用的吸入麻醉药，1959 年至 1966 年间由 Terrell 等人合成，直至 1988 年方通过鉴定，于 1990 年初在临床试用。

1. 药物作用

（1）中枢神经系统：地氟烷对中枢神经系统呈剂量相关性抑制，但并不引起癫痫样脑电活动，其脑皮质抑制作用与异氟烷相似。如同其他吸入麻醉药，大剂量时可引起脑血管扩张，并减弱脑血管的自身调节功能。

（2）循环系统：与其他吸入麻醉药相似，地氟烷对心功能亦呈剂量依赖性抑制，也可扩张阻力血管，但在一定 MAC 下与 N2O 合用能减轻其循环抑制及增快心率的作用。对于冠心病患者，地氟烷能抑制劈开胸骨时的血压反应，维持正常的心脏指数及肺毛细血管楔压。

（3）呼吸系统：地氟烷对呼吸功能的抑制作用较异氟烷、恩氟烷弱，可减少分钟通气量，增加 $CO_2$，抑制机体对高 $CO_2$ 的通气反应。

（4）肝、肾脏：地氟烷对肝、肾功能无明显的抑制及损害作用。

（5）神经肌肉：地氟烷的神经肌肉阻滞作用强于其他氟化烷类吸入麻醉药。

2. 临床应用　地氟烷具有组织溶解度低，麻醉诱导、苏醒快，对循环功能影响小和在体内几乎无代谢产物等特点，属于较好的吸入麻醉药，但由于价格昂贵，有刺激性气味，麻醉效能较同类弱，故在实际应用中受限。此外，由于其蒸汽压是其他吸入麻醉药的 4 倍左右，沸点接近室温，因此要用专一的抗高蒸发压、电加热蒸发器。

### （七）氙气

氙气属于惰性气体，化学性质稳定，不产生环境污染，具备吸入麻醉药的许多理想条件，2001 年作为药物开始应用。

1. 药物作用

（1）中枢神经系统：氙气的麻醉效能强于 N2O，两者镇痛作用相仿，吸入低浓度的氙气即可提高人体的痛阈，延长对听觉刺激的反应时间，对中枢神经系统具有兴奋与抑制双重作用，当吸入浓度达 60% 时，可增加脑血流量。

（2）循环系统：不影响心肌收缩力，此药的镇痛作用能够降低机体应激反应，因此有利于心血管系统的稳定。

（3）呼吸系统：对呼吸道无刺激，由于氙气血/气分配系数低，排出迅速，故自主呼吸恢复较快；其对肺顺应性影响小，适用于老年人以及慢性肺病的患者。

2. 临床应用　氙气的麻醉效能显著强于 N2O，诱导和苏醒迅速，具有较强的镇痛效应。对心功能无明显影响，血流动力学稳定，不影响肺顺应性，对呼吸道无刺激，是较理想的吸入麻醉药，尤其对心功能储备差的患者。但由于氙气提取困难，且不能人工合成，因此价格昂贵，输送困难，目前在临床不可能广泛应用，尚需进一步深入进行临床应用研究。

# 第二节　吸入麻醉技术的设备

## 一、麻醉机简介

麻醉机是实施吸入麻醉技术不可缺少的设备，其发展过程为提供高质量吸入麻醉管理的关键，从简单的气动装置发展至晚近相当完善的麻醉工作站，从单一送气系统发展至复合型监控反馈系统，使吸入麻醉技术也因此向更加高效、安全、可控的方向发展。

（一）麻醉机基本组成部件

1. 气源　现代麻醉机一般都含有氧气、N2O 的进气管道，甚至根据需要提供空气进气口。

（1）压缩气筒：压缩气筒是活动式的气体来源，一般医院均有氧气、N2O、$CO_2$ 以及空气等压缩气筒。压缩气筒要求有明确的完整标签说明所贮气体，应有不同的接头阀门，称为轴针系统，可防止在连接过程中出现错误；同时，在气筒出口应有压力调节器，以调整进出气筒的气体压力。

（2）中心供气系统：多数医院均已有中心供气系统，主要是氧气，目前国内亦有较多医院设 N2O 中心供气系统。中心供气系统可提供连续、稳定的供气，但必须时刻保证其压力及流量充足、准确，以免造成意外。

（3）压力调节器：也称减压阀，通过减压阀可向通气回路提供低而稳定的压力，一般保证压力在 0.3 ~ 0.4mPa。

（4）压力表：是连接在气筒阀和减压阀之间的压力提示装置，所指示的是压缩气筒内压力。

2. 流量计装置　流量计可精确控制进入气体出口的气流。常用的流量计有悬浮转子式和串联型流量计。打开气源后，可调节旋钮，气体通过流量管，使活动的指示浮标显示，可得知通过流量控制阀门的流量，流量管上的刻度提示气流速度。

3. 流量控制阀门　由流量控制钮、针形阀、阀座和阀门挡块组成，处于麻醉机的中压系统与低压系统之间，调节流量控制阀门，可调节进入气道的气体流量，在含有两种气体流量计时，可通过配比方式，以机械或联动方式对氧气和 N2O 流量进行自动调节，防止因气体流量过大而发生缺氧。

4. $CO_2$ 吸收装置　为循环紧闭式麻醉必配装置，内装有碱石灰，可直接吸收气道回路中的 $CO_2$，在吸收时发生化学反应，同时使指示剂发生颜色变化。在麻醉通气过程中，若碱石灰过于干燥，可增加一氧化碳以及化合物 A 的生成，需予以注意。

5. 麻醉气体回收装置　麻醉气体排放可污染手术室内空气，对医护人员可产生不良影响。因此，在麻醉通气系统的末端，一般装有麻醉废气回收装置，并可通过管道排放至手术室外。

6. 麻醉蒸发器　麻醉机中蒸发器是实施吸入麻醉的主要部件，一般装有 2~3 种不同吸入麻醉药的专用蒸发器，并以串联形式相连，但中间装有可防止同时开启的连锁装置。现代麻醉机可排除温度、流量、压力等因素的影响，即所谓温度、流量、压力自动补偿，能精确地稀释和控制吸入麻醉药的蒸汽浓度。

（二）麻醉蒸发器的类型及使用

1. 常用类型

（1）可变旁路蒸发器：如 Datex - Ohmeda Tec 4、Tec 5 和 Tec 7，North American Drager Vapor 19. n 和 20. n，等等。可变旁路是指调节输出药物浓度的方法，此类蒸发器通过浓度控制盘的设定决定进入旁路室和蒸发室的气流比例，从而决定输出饱和蒸气的浓度。适用气体为氟烷、恩氟烷、异氟烷和七氟烷。

（2）地氟烷蒸发器：如 Datex - Ohmeda Tec 6，为地氟烷的专用蒸发器。由于地氟烷的 MAC 是其他麻醉气体的 3~4 倍，沸点接近室温，因此需使用专用的抗高蒸发压、电加热蒸发器控制其蒸发。

（3）盒式蒸发器：如 Datex - Ohmeda Aladin，其属于电控蒸发器，可用于氟烷、异氟烷、恩氟烷、七氟烷和地氟烷等 5 种麻醉药，由于该蒸发器采取独特的蒸发器系统，可识别不同气体的药盒，进而采取不同的蒸发方式使输出浓度均达到要求，因此是目前较先进的麻醉蒸发器。

2. 影响蒸发器输出的因素

（1）气体流速：当气体流速过高（>15L/min）或者过低（<250mL/min）时，均将降低输出气体浓度。

（2）温度：温度可影响麻醉药物的挥发，目前麻醉蒸发器均有温度补偿系统，可保证蒸发器内温度时刻达到气体蒸发的条件。

（3）间歇性反压力：正压通气以及快速充气时可产生"泵吸效应"，称为间歇性反压力，最终可使麻醉气体的输出浓度高于浓度控制钮设定值。尤其在高频率通气、高吸气峰压、呼气相压力快速下降时，此种效应影响更大。

（4）载气成分：由于 N2O 在含氟麻醉气体中的溶解度高于氧气，因此，在混合输送气体时，可相应产生浓度变化，在调整输出气体浓度刻度时，需考虑此影响。

3. 使用注意事项 专用蒸发器只可装专用药液；不可斜放；药液不可过多或过少，避免溢出或引起输出浓度过低；气流太大或者突然开启可导致药液进入呼吸环路；浓度转盘不能错位，否则可引起浓度不准确；使用前要进行漏气检查，以免泄漏，在进行漏气检查时，需打开蒸发器。

## 二、麻醉通气系统

麻醉通气系统亦即麻醉呼吸回路，将麻醉混合气体输送给患者。同时，患者通过此系统进行呼吸，不同麻醉通气系统可产生不同麻醉效果以及呼吸类型。

### （一）Mapleson 系统

1. 属于半紧闭麻醉系统，有 A～F 六个类型（图 2－2），其系统及各部件简单。A～F 每个系统中多种因素可影响 $CO_2$ 的重吸收：新鲜气流量、分钟通气量、通气模式（自主呼吸/控制呼吸）、潮气量、呼吸频率、吸/呼比、呼气末停顿时间、最大吸气流速、储气管容积、呼吸囊容积、面罩通气、气管插管通气、$CO_2$ 采样管位置等。目前 Mapleson A、B、C 系统已经很少用，D 和 E、F 系统仍广泛应用，其中 D 系统最具代表性。

2. Bain 回路为 Mapleson D 的改良型，可用于自主呼吸及控制呼吸，具有轻便、可重复使用等优点，当新鲜气流量达到分钟通气量的 2.5 倍时可防止重复吸入。

### （二）循环回路系统

1. 循环回路 循环回路为目前最常用的麻醉通气系统，具有贮气囊和呼出气的部分或全部重复吸入。重复吸入的程度依赖于回路的设计以及新鲜气流量大小，可分为半开放型、半紧闭型和紧闭型。在紧闭回路系统中，新鲜气流量等于患者气体的总消耗量，呼吸机的安全阀和减压阀处于关闭状态，所有 $CO_2$ 被全部吸收。

2. 循环回路的优点 吸入气体浓度十分稳定，呼出气体中的水分和热量丢失少，减少了麻醉气体对手术室内的污染。

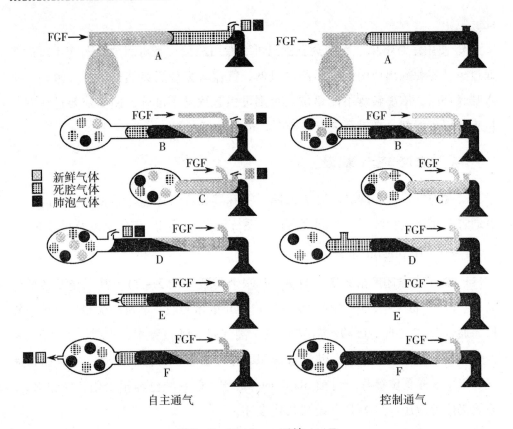

图例：
- 新鲜气体
- 死腔气体
- 肺泡气体

自主通气　　　　　　　　　　　　　　　　控制通气

**图 2 - 2　Mapleson 系统 A - F**

3. 循环回路的缺点　由于循环回路的构造比较复杂，各个接头处容易出现泄漏、错接、堵塞等意外。而一旦阀门发生故障，可带来相当大的危险，回路可能堵塞或造成重复吸入。因此在循环回路中，必须定时检查各种设置、接头以及患者通气情况。

### 三、吸入麻醉气体的浓度和深度监测技术

在进行吸入麻醉时，对吸入麻醉药与气体的浓度监测是保证以及提高吸入麻醉安全性的重要手段。

### （一）吸入麻醉药以及相关气体的浓度监测

1. 红外线气体分析仪　红外线气体分析仪是临床中最为常用的吸入麻醉药监测设备，其以特定波长的红外线照射待测定气体，透过的红外光强度与被测物质浓度成反比，当其被红外光检测器检出并与已知参照气体比较后即可计算

出被测物质的百分比浓度。可分为主流型和旁流型，主流型只能测定 $CO_2$ 和 $O_2$ 的浓度，而旁流型则可测定所有常用挥发性麻醉气体、$O_2$、$N2O$ 和 $CO_2$ 的浓度。加装滤光轮的分析仪每个呼吸周期可进行数百次测量，实现实时更新监测波形及读数。但此类分析仪受多种因素干扰，易产生误差，在分析数据时必须排除监测气体中其他气体成分及水蒸气等的干扰，且由于其反应时间相对慢，当呼吸频率过快时可影响吸入与呼出的浓度检测值。

2. 质谱仪　质谱仪测量范围广，反应时间短，使用方便，为相当理想的气体浓度监测仪，其根据质谱图提供的信息进行多种物质的定性和定量分析，可测定 $O_2$、$CO_2$、N2、$N2O$、挥发性麻醉气体以及氙气等的气体成分。可分为共享型和单一型，前者可安装于中央室，经管道系统与若干周围站相连，使用轮流阀在不同时间采集不同患者的呼吸气体，以满足同时监测若干患者的需要；单一型体积小，移动灵活，可对某一患者进行连续监测。使用质谱仪时，需注意其对麻醉气体的监测可能有所偏离；同时样气经测量后不再返回回路，需补充新鲜气体流量；在发生气栓或气管插管等需观测患者呼吸气体浓度的突然变化时，间隔时间过长。

3. 气相色谱仪　气相色谱仪利用以气相作为流动相的色谱技术，根据各色谱峰的出现位置、峰高、峰下面积及再经标准气样校正即可得到样品中各种成分的浓度。具有高灵敏度、高选择性、高效能，通用性强、重复性好、所需样品量少等优点，但由于不能用于连续监测，故临床应用较少。

4. 拉曼散射气体分析仪　拉曼散射气体分析仪由氦氖激光光源、检测室、光学检测系统和电子系统组成，待测气体被送入仪器，在检测室内与激光相遇产生散射，并且每一波长的散射光子数均与某一被测气体浓度相关，光电二极管探测出光子后转换成电流，通过对电流的计算则可得知各气体成分的浓度。该分析仪可同时进行多种气体的浓度测定，启动快，反应时间短，准确性高，可进行实时监测，使用简单。缺点为体积和重量均大于红外光分析仪，进行测量后可使回路内 N2 浓度升高，并不能检测氦气、氩气和氙气，且若气体中含有 $N2O$ 会影响其他气体的检测。

5. 压电晶体振荡式气体分析器　当吸入麻醉药被该分析器中的一块振荡晶体表面的液体层吸收后，其质量的增加会改变晶体的振动频率，由此引起的电流变化与吸入麻醉药的浓度成正比，借此可得知麻醉药的浓度。其准确性高，$N_2O$、乙醇等对吸入麻醉药的浓度测定影响小，预热快。但不能测定 $O_2$、$CO_2$、$N_2$ 和 $N_2O$ 的浓度，也不能区别各种挥发性麻醉药，当吸入混合麻醉气体时，其读数接近各药物浓度之和。

### （二）吸入麻醉深度的监测技术

麻醉深度监测复杂且难以统一标准，在临床麻醉中，对术中患者的意识、疼痛、体动以及自主反应的监测一直是麻醉科医生判断麻醉深度的指标。在长久的研究过程中，目前较公认的能切实反应麻醉深度的指标为脑电监测（包括双频谱指数、熵、Narcortrend）、诱发电位监测（包括脑干听觉诱发电位、中潜伏期听觉诱发电位、听觉诱发电位指数、事件相关电位）和脑成像技术（包括PET 和功能磁共振成像）。

## 四、废气清除系统

施行吸入麻醉过程中会产生一定量的废气，包括麻醉气体的原形及其代谢产物，此类废气在手术室中达到一定浓度时，可对医护人员产生不利影响。目前虽尚无足够的数据证明麻醉废气影响生殖、促发肿瘤等，但清除废气仍是手术室中值得关注的重要问题。

### （一）传统的废气清除系统的组成

1. **废气收集系统**　麻醉废气从 APL 阀或呼吸机的排气孔排出，这些多余的废气通常由特定的装置集合后排入输送管道。

2. **输送管道**　负责将废气输送至处理中心，输送管道的通畅是预防回路内压力升高的首要条件，一般要求管道尽量短，且具备一定硬度，防止扭曲。

3. **中间装置**　中间装置的作用是防止系统中出现过度的负压或正压，因此中间装置必须具备正压及负压释放功能。根据负压与正压释放的方式，可分为开放式中间装置和闭合式中间装置。开放式中间装置与大气相连，需要一个储气室，其压力释放孔处于储气室顶端，储气室及负压吸引的大小决定整个装置的排放效率。闭合式中间装置通过阀门与大气相通，必须具备正压排气通道，避免下游受压等情况时系统内出现过高压力，造成气压伤。使用闭合式装置时若采取主动式负压吸引，则尚需使用负压进气阀，避免系统内过度负压。

4. 废弃排放系统　负责将废气从中间装置输送至处理装置。

5. 废气处理装置　分为主动式和被动式，目前常使用负压吸引的主动式处理装置。如前所述，主动式系统的中间装置中，必须具有负压进气阀以及储气囊，并且需根据常用气流量的大小进行负压大小的调节。而被动式则依靠废气本身的压力将废气排到系统之外，必须具备正压排气阀。

（二）废气清除系统中存在的问题

1. 废气清除系统增加麻醉机的复杂性，对麻醉机的性能提出更高的要求。

2. 所增添的管道设计以及系统的运转增加麻醉管理中出错的概率。

3. 系统中管道的堵塞或扭曲可使回路内压力升高，气压伤出现的可能性提高。

4. 主动式排放装置使用的负压吸引可使回路中出现过度负压现象，影响通气。

（三）国内研制的改进式废气排除装置

1. 迷宫式麻醉废气吸附器　其专利号为 ZL98226685.5。主要由盒盖、分流罩、滤网和盒体组成的迷宫式通气容器和装在盒体内的活性炭组成，具有结构简单、体积小、活性炭用量少及吸附效率高等优点，装在麻醉呼吸机的废气排出口上，可使排出的麻醉废气含量减少90%以上，起到净化空气的作用，能有效保护医护人员的身体健康。

2. 麻醉废气排除装置缓冲系统　其专利号为 ZL200420071427.2。包括上连接管、T型管、调节阀门、下连接管、储气囊、透气管。其中上连接管的下端与T型管的上端相连接，T型管的下端与调节阀门的上端相连接，调节阀门的下端与下连接管的上端相连接，而T型管的支路在中段位置连接储气囊，此支路在末端位置连接透气管。适用于各类麻醉机（紧闭式与半紧闭式）。

3. 尚在研制中的新型废气排除装置　包括四个组成部分：单向活瓣、储气囊、正压排气阀、负压调节器。其储气囊在负压吸引条件下，能保证只清除已被排出麻醉机的废气，而不影响整个麻醉回路中的压力以及气体量。

# 第三节　吸入麻醉方式及影响因素

## 一、吸入麻醉方式的分类

### （一）按照流量分类

1. 低流量吸入麻醉　低流量麻醉是指新鲜气流量小于分钟通气量的一半，一般小于 2L/min。由于该法能减少麻醉药的用量并可得到较好的麻醉效果，故目前临床常用。但仅在半紧闭式和紧闭式两种方式下，且有 $CO_2$ 吸收装置时方能应用低流量吸入麻醉。

2. 高流量吸入麻醉　新鲜气流量通常大于 4L/min，虽可保证吸入麻醉药浓度的稳定，但由于对环境污染重，耗费大，故目前少用。

### （二）按照使用的回路分类

1. 开放式　开放式回路为最早，亦是最简单的麻醉回路。系统与患者之间无连接，不增加气道阻力，无效腔小，适用于婴幼儿。但由于需要较大的新鲜气流，且无密闭性，对空气的污染严重，不能实行控制呼吸，现已不用。

2. 半开放式　半开放式为部分气体重复吸入，经典的回路为 Mapleson 系统。如前所述，以 Bain 回路应用最为广泛，新鲜气流量达到分钟通气量的 2 倍能完全避免 $CO_2$ 重复吸入，施行控制/辅助呼吸时，其效率在五个系统中为最高。

3. 紧闭式　紧闭回路中新鲜气体流量等于患者体内耗氧量，可视为一种定量麻醉，麻醉中可精确计算出所需补充的各种气体流量。呼出气体全部通过 $CO_2$ 吸收罐，然后混合新鲜气流再全部重复吸入，但一般不宜用于婴幼儿。

4. 半紧闭式　本方式的特点是一部分呼出气体通过逸气阀排出回路，另一部分通过 $CO_2$ 吸收罐后与新鲜气流混合被重复吸入。由于此方式浪费药物，并污染空气，且气流量过小及吸入氧浓度不高时可引起缺氧，因此现已少用。

## 二、影响因素

### （一）$CO_2$ 吸收

1. 回路的设置　麻醉回路的设置为 $CO_2$ 重复吸入程度的关键性因素，在使用回路进行不同手术的麻醉时，尤其是针对不同年龄阶段，需首先考虑 $CO_2$ 重复吸入程度对患者生理的影响。

2. $CO_2$ 吸收罐　一般麻醉机中 $CO_2$ 吸收罐内为碱石灰，分为钠、钙与钡石灰，在吸收 $CO_2$ 过程中发生化学反应，以将其清除。吸收剂的湿度、效能，颗粒的大小，吸收罐的泄漏等因素均可影响 $CO_2$ 的吸收。

### （二）新鲜气流量

各种通气方式对新鲜气流量大小的要求不一，欲达不同的重复吸收程度，首先须调整新鲜气流量。同时，为按需调控诱导与苏醒速度，在通气过程中也可调整新鲜气流量。

### （三）呼吸回路

1. 完整性　呼吸回路的完整性是防止出现意外的首要条件。由于系统中均存在多个接头以及控制装置，而接头的脱落常可造成严重的医疗意外，故一般麻醉机均配有监测回路是否完整的装置，但麻醉科医师的观测及检查更为重要，对呼吸次数与胸廓起伏度的观察最为直接，此外尚需结合患者生命体征的实时监测结果。

2. 通畅性　回路中有多个活瓣，在其出现堵塞时，可出现张力性气胸、气压伤等严重情况，亦导致 $CO_2$ 不断被重复吸入。

# 第四节　吸入麻醉的实施

## 一、吸入麻醉的诱导

### （一）良好的麻醉诱导要求

1. 用药简单无不良反应。

2. 生命体征平稳。

3. 具有良好的顺行性遗忘、止痛完全、肌肉松弛。

4. 内环境稳定、内分泌反应平稳。

5. 利于麻醉维持等。

（二）吸入麻醉的诱导方法

1. 慢诱导法　即递增吸入麻醉药浓度。具体实施：麻醉诱导前常规建立静脉通道；将面罩固定于患者的口鼻部，吸氧去氮后打开麻醉挥发罐，开始给予低浓度的吸入麻醉药，每隔一段时间缓慢增加全身麻醉药的浓度至所需麻醉深度 MAC，同时检测患者对外界刺激的反应。如果需要可插入口咽或鼻咽通气导管，以维持呼吸道通畅。浓度递增式慢诱导法可使麻醉诱导较平稳，但同时诱导时间延长，增加兴奋期出现意外的可能性。

2. 快诱导法　即吸入高浓度麻醉药。具体实施：建立静脉通道，使用面罩吸纯氧去氮，然后吸入高浓度气体麻醉药，在患者意识丧失后可用呼吸气囊加压送入麻醉气体，但压力不宜过高，避免发生急性胃扩张引发呕吐甚至导致误吸，直至达到所需麻醉深度。快速诱导中若使用高浓度、具有刺激性（如异氟醚）吸入麻醉药，可出现呛咳、分泌物异常增加以及喉痉挛等反应，伴有脉搏血氧饱和度（$SpO_2$）一过性下降。

3. 诱导时间的长短　主要取决于新鲜气流的大小及不同个体对麻醉气体和氧的摄取率。起始阶段可因下列因素缩短。

（1）适当大的新鲜气流以加速去氮及麻醉药的吸入。

（2）选择合适的吸入麻醉药（对呼吸道刺激小、血/气分配系数低者）。

（3）快速增加吸入麻醉药浓度，以加速其达到预定浓度。

（4）逐步减少新鲜气流量。

4. 小儿吸入麻醉诱导　吸入麻醉药在小儿诱导中有避免肌肉及静脉注射时的哭闹，诱导平稳、迅速等优点；但在诱导过程中，由于小儿合作性差，故诱导时需特殊处理。

（1）术前用药：可使小儿较容易接受面罩诱导，可保持患儿在安静状态下自主呼吸吸入麻醉药。

（2）药物选择：七氟烷血/气分配系数低，诱导迅速，且无明显气道刺激性，气味较易被小儿接受，麻醉诱导迅速，是目前进行小儿吸入全身麻醉诱导的较佳选择。地氟烷血/气分配系数较七氟烷低，但对呼吸道有刺激性，单独诱导时容易发生呛咳、屏气，甚至喉痉挛。异氟烷对呼吸道的刺激性最大，同样可引起呛咳、屏气、喉或支气管痉挛，不宜用于小儿麻醉诱导。恩氟烷与异氟烷是同分异构体，其为强效吸入全身麻醉药，对呼吸道刺激性较小且能扩张支气管，哮喘患儿亦可选择。但恩氟烷对呼吸、循环抑制作用较强，且高浓度下可诱发脑电图棘波，故诱导时尽量避免。氟烷无刺激性，药效强，在早期常用于小儿诱导，但其血/气分配系数高，起效慢，且对器官存在毒性作用，故已少用。

（3）注意事项

1）小儿合作性差，对面罩扣压存在恐惧感，术前用药可使其较易接受；较大患儿则在实施过程中给予安慰以及提示。

2）在患儿进入深度镇静状态后，可适当手控加压通气，使其迅速进入麻醉状态，避免兴奋期躁动及呕吐等不利因素加重诱导风险。

3）针对小儿宜选择快诱导法，缩短诱导时间，减少诱导期间出现的各种并发症。

## 二、吸入麻醉的维持和苏醒

### （一）吸入麻醉的维持

应注意吸入麻醉诱导与维持间的衔接，并力求平稳过渡。气管插管后立即给予肌松药，同时可吸入30%~50% N2O及0.8~1.3MAC挥发性麻醉药。吸入麻醉期间应使患者保持充分镇静、无痛、良好的肌松，遏制应激反应，保持血流动力学平稳。吸入麻醉药本身虽具有肌松作用，但为满足重大或特殊手术所需的良好肌松，如单纯加深吸入麻醉深度以求达到所需的肌松程度，可能导致麻醉过深、循环过度抑制，因此需静脉定时注射肌松药以维持适当肌松。挥发性麻醉药与非去极化肌松药合用时可产生协同作用，明显强化非去极化肌松药的阻滞效应，故二者合用时应适当减少肌松药的用量。

### （二）因人按需调控吸入麻醉深度

术中应根据术前用药剂量与种类及个体反应差异、患者基础情况、手术特点与术中对手术伤害性刺激的反应程度予以调控麻醉深度，维持平稳的麻醉需以熟练掌握麻醉药理学特性为基础，并充分了解手术操作步骤，能提前 3～5 分钟预测手术刺激强度，及时调整麻醉深度，满足手术要求。目前低流量吸入麻醉是维持麻醉的主要方法。在不改变患者分钟通气量时，深度麻醉的调控主要通过调节挥发罐浓度刻度和增加新鲜气流量。

### （三）吸入麻醉后苏醒

术毕应尽快促使患者苏醒，恢复自主呼吸及对刺激的反应，尤其要恢复呼吸道保护性反射，以达到拔除气管导管的要求。麻醉后恢复速度主要取决于麻醉药的溶解度。在麻醉后恢复过程中，随着通气不断清除肺泡中的麻醉药，回到肺部的静脉血与肺泡之间可逐渐形成麻醉药分压梯度，此梯度驱使麻醉药进入肺泡，从而对抗通气使肺泡内麻醉药浓度降低的趋势。溶解度较低的吸入麻醉药如异氟烷，对抗通气清除麻醉药的作用比溶解度较高的氟烷更为有效，因为溶解度较高的氟烷在血液中的储存量更大，而在同一麻醉时间及分压下可有更多的异氟烷被转运回肺泡。肺泡内氟烷的分压下降速度较七氟烷慢，而后者又慢于地氟烷。吸入麻醉诱导及加深麻醉的速度亦受此特性的影响，其速度为地氟烷＞七氟烷＞异氟烷。吸入麻醉药的清除速度决定患者苏醒的快慢，因此目前使用常用吸入全身麻醉药后在手术结束前大约 15 分钟关闭挥发罐，N2O 可在手术结束前 5～10 分钟停用。但此（15 分钟）仅为相对的时间概念，需根据手术时间长短和患者的年龄、性别、体质状况等个体差异灵活调整。手术结束后，应用高流量纯氧迅速冲洗呼吸回路内残余的吸入麻醉药。当肺泡内吸入麻醉药浓度降至 0.4MAC（有报道为 0.5 或 0.58MAC）时，约 95% 的患者可按医生指令睁眼，即 MAC awake95。吸入麻醉药洗出越快越彻底越有利于患者平稳的苏醒，过多的残留不仅可导致患者烦躁、呕吐、误吸，且抑制呼吸。在洗出吸入性麻醉药时，静脉可辅助给予：①镇痛药（如氟比洛酚脂）等，以增加患者对气管导管的耐受性，有利于尽早排出吸入麻醉药，减轻拔管时的应激反应。②5－HT3 受体拮抗剂（如恩丹西酮和阿扎西琼），防止胃内容物反流。③肾上腺素能受体阻断剂和选择性 β2 受体拮抗剂（如美托洛尔、艾司洛尔），减轻应激反应所致的不良反应。④钙离子拮抗剂（如尼卡地平、硝苯地平、尼莫地平），改善冠脉循环、扩张支气管、抑制心动过速。力求全身麻醉患者苏醒过程安全、迅速、平稳、舒适，减少并发症及意外。

### 三、吸入麻醉深度的判断

麻醉深度是麻醉与伤害性刺激共同作用于机体而产生的一种受抑制状态的程度。术中应维持适度的麻醉深度，防止麻醉过深或过浅对患者造成不良影响，满足手术的需要，保证患者围手术期的安全，因此如何正确判断吸入麻醉的深度显得至关重要。

### （一）麻醉深度临床判断

Plomley 于 1847 年首先明确提出"麻醉深度"的概念，并将其分为三期：陶醉期、兴奋期和深麻醉期。1937 年 Guedel 根据乙醚麻醉时患者的临床表现描述经典乙醚麻醉分期：痛觉消失期、兴奋谵妄期、外科手术期、呼吸麻痹期。对于乙醚麻醉而言，Guedel 的麻醉分期临床实用，可明确地界定患者的麻醉深度。而随着现代新型吸入麻醉药、静脉全身麻醉药、镇痛药及肌松药的不断问世及广泛使用，Guedel 的麻醉深度分期便失去了临床意义。麻醉深度的概念及分期与临床中使用的不同麻醉药物密切相关。

### （二）麻醉深度分期

现临床通常将麻醉深度分为浅麻醉期、手术麻醉期和深麻醉期，如表 2-3 所示，对于掌握临床麻醉深度有一定参考意义。术中密切观察患者，综合以上各项反应作出合理判断，并根据手术刺激的强弱及时调节麻醉深度，以适应手术需要。

表 2-3　临床麻醉深度判断标准

| 麻醉分期 | 呼吸 | 循环 | 眼征 | 其他 |
|---|---|---|---|---|
| 浅麻醉期 | 不规则 | 血压上升 | 睫毛反射（-） | 吞咽反射（+） |
| | 呛咳 | 脉搏↑ | 眼球运动（+） | 出汗 |
| | 气道阻力↑ | | 眼睑反射（+） | 分泌物↑ |
| | 喉痉挛 | | 流泪 | 刺激时体动 |
| 手术麻醉期 | 规律 | 血压稍低但稳定 | 眼睑反射（-） | 刺激时无体动 |
| | 气道阻力↓ | 手术刺激无改变 | 眼球固定中央 | 黏膜分泌物消失 |
| 深麻醉期 | 膈肌呼吸 | 血压、脉搏↓ | 对光反射（-） | |
| | 呼吸浅快 | 循环衰竭 | 瞳孔散大 | |
| | 呼吸停止 | | | |

### （三）麻醉深度的临床检测

麻醉中可应用脑电图分析麻醉深度，但因其临床实施中影响因素较多，并未推广应用，为克服其缺陷，近年发展形成的双频指数（BIS）脑电图分析被认为对判断麻醉深度有较大实用价值。BIS 的范围为 0～100，数字大小表示大脑抑制程度深浅，脑电双频指数虽来自大脑神经细胞的自发性电活动，但很多因素均可影响 BIS，所以用其判断麻醉深度并不十分可信。将体感诱发电位（SEP）、脑干听觉诱发电位（BAEP）用于麻醉深度监测亦为研究热点。利用中潜伏期脑干听觉诱发电位监测全身麻醉下的意识变化，以手术刺激下的内隐记忆消失作为合适麻醉深度的监测标准均正在研究中。人工神经网络（ANN）是近年发展起来的脑电分析技术，根据 EEG 4 个特征波形 $\alpha$、$\beta$、$\gamma$、$\delta$ 的平均功率作为其频谱的特征参数，再加上血流动力学参数如血压、心率以及 MAC 等数据，利用 AR 模型、聚类分析和 Bayes 估计理论，最终形成 ANN 参数代表麻醉深度，其临床应用有待进一步探索。2003 年 Datex－Ohmeda 公司推出 S/5T MM－Entropy 模块，第一次将熵值数的概念作为监测麻醉深度的一种手段，并在临床麻醉中应用。其他如复杂度和小波分析法、患者状态指数（PSI）、功率谱分析（PSA）、唾液 cGMP 含量分析等方法，均处在临床研究阶段，可能具有良好的发展前景。

### （四）麻醉深度的调控

在手术过程中随着麻醉与伤害性刺激强度各自消长变化，相对应的即时麻醉深度处于动态变化之中。麻醉深度调控的目的是使患者意识丧失，镇痛完全，无术中知晓，但也不能镇静过度；同时需保持血压、心率、酸碱、电解质、血糖、儿茶酚胺等内环境正常稳定；提供满足手术要求的条件。因此，临床麻醉中需及时、实时监测，依据个体差异，按需调控麻醉深度，达到相对"理想麻醉深度"。

## 四、吸入全身麻醉的优缺点

吸入全身麻醉具有作用全面、麻醉深度易于监控、保护重要生命器官等优点，但同时兼有污染环境，肝肾毒性，抑制缺氧性肺血管收缩，导致恶心、呕吐及恶性高热等缺点。静脉全身麻醉诱导迅速、患者舒适、对呼吸道无刺激、苏醒迅速、无污染、不燃不爆、操作方便及不需要特殊设备，但可控性不如吸入麻醉药。当药物过量时不能像吸入麻醉药那样通过增加通气予以"洗出"，而只能等待机体对药物进行代谢和排除，对麻醉深度的估计往往依赖于患者的临床表现和麻醉医生的经验，而缺乏如监测体内吸入麻醉药浓度相类似的直观证据，二者优缺点对比如表2-4所示。

表2-4　吸入麻醉与静脉麻醉对比

| 吸入麻醉 | 静脉麻醉 |
| --- | --- |
| 起效慢、诱导过程有兴奋期 | 起效快、诱导迅速、无兴奋期 |
| 有镇痛效应 | 基本无镇痛作用 |
| 有肌松作用 | 无肌松作用 |
| 无知晓 | 术中可能知晓 |
| 术后恶心呕吐多见 | 术后呕吐、恶心发生率低 |
| 需要一定复杂的麻醉设备 | 设备简单 |
| 操作简单，可控性好 | 操作可控性差 |
| 有环境污染 | 无环境污染 |
| 基本不代谢 | 代谢物可能有药理活性 |
| 个体差异小 | 个体差异大 |
| 可用MAC代表麻醉深度 | 尚无明确的麻醉深度指标（最小滴注速率MIR） |

# 第三章　静脉全身麻醉

## 第一节　静脉麻醉方法

　　静脉麻醉方法通常按给药方式分类，或按药物的具体应用方法分类，如硫喷妥钠静脉麻醉、丙泊酚静脉麻醉、氯胺酮静脉麻醉等。前两者通常仅用于一些短小手术或内镜检查治疗等的麻醉；后者更适用于小儿麻醉。本章重点讨论静脉麻醉的给药方式。

　　理想的静脉麻醉应该是起效快、维持平稳、恢复迅速和舒适，目标是达到预期和满意的药物作用和时间过程。这不但取决于有无理想的速效和超短效的静脉麻醉药和麻醉性镇痛药，为精确控制麻醉状态和满意的恢复特性提供可能，也取决于有无理想的麻醉药给药方式。

　　静脉麻醉的给药方式包括单次给药、间断给药和连续给药，连续给药又包括人工设置和计算机设置给药速度。

　　单次静脉麻醉用药只能完成一些短小手术；间断给药是早年的常用静脉麻醉方法，缺点是血药浓度上下波动，注药后瞬间产生血药的峰值浓度，然后持续下降直至下一次注药，造成麻醉忽深忽浅。通常也局限于短小手术的麻醉。

　　根据药代动力学的原理，持续给药一般经过 4~5 个该药的半衰期可以达到一个稳态血药浓度。问题是如何使血药浓度达到并将其控制在一个满意的治疗（麻醉）水平。通常麻醉医师参照教科书上的给药剂量（按千克体重计算）和给药速率（按分钟或小时计算），通过认真观察患者对手术刺激的临床反应，调整催眠药和镇痛药的剂量和给药速率，达到迅速、安全、满意的麻醉诱导和苏醒，血流动力学控制平稳和无术中知晓。

TCI 系统可以帮助麻醉医师计算出达到满意和预期的血药浓度所需的给药剂量和时间过程。它根据药物的群体药代学模型和药效参数编制程序，模拟药物在体内的分布与消除过程。麻醉医师可以按需要设置靶浓度，TCI 系统能自动控制输注速率，使血药（或效应室）浓度迅速达到并维持设置的靶浓度。麻醉医师还可以根据临床需要随时调节靶浓度。用 TCI 系统实施静脉麻醉，如同在麻醉蒸发器上选定吸入麻醉药浓度一样，只需选定患者所需的麻醉药浓度，因此被称为"静脉蒸发器"。这使静脉麻醉的控制变得简便易行。

TCI 系统并不能满足个体间的药代动力学的差异。在不同的群体之间，药代动力学参数也有较大差异，药效学上的差异可能比药代动力学更明显，然而临床实践中并无必要追求绝对精确的血药浓度。TCI 系统误差在 ±10%，精确度在 ±30%，可以满足临床需要。

# 第二节　麻醉诱导

## 一、静脉麻醉诱导的剂量与方法

常规的静脉麻醉诱导包括三类药物：静脉麻醉药（镇静催眠药）、麻醉性镇痛药（阿片类药）和肌肉松弛药。本章重点介绍镇静催眠药和阿片类药在静脉麻醉中的使用方法。

麻醉诱导有两个主要目的，一是让患者平稳入睡，进入麻醉状态；所谓平稳主要是预防或避免麻醉药对循环系统功能的抑制。二是减轻麻醉诱导时气管内插管的全身应激反应。因此通常是镇静催眠药和阿片类药联合应用，发挥二者协同和扬长避短的效应。

静脉麻醉诱导剂量（或称负荷剂量）通常是遵照教科书和药物说明书的指导剂量按千克体重计算的。临床应用中静脉麻醉诱导的剂量因人而异，个体差异很大。如静脉麻醉药丙泊酚，通常麻醉诱导剂量为 2mg/kg，一般患者使用 1mg/kg 即可以入睡。依托咪酯的通常麻醉诱导剂量 0.3mg/kg，半量也同样可以达到使患者入睡的目的。剩下的半量可以在气管插管时视患者的全身情况和对麻醉药的反应酌情给之。这样就可以达到麻醉诱导的两个目的：平稳入睡和减轻气管插管的全身反应。静脉麻醉使用两种或多种药物麻醉诱导时，即联合诱导，如丙泊酚联合使用咪达唑仑，各药的剂量应相应减少。

阿片类药物在麻醉诱导中的作用主要是削弱气管插管引起的伤害性刺激，同时也与镇静催眠药发挥协同麻醉作用，因此具体使用剂量个体差异更大。常用于麻醉诱导的阿片类药——芬太尼和苏芬太尼，二者的效价比为 10：1。芬太尼常用剂量为 2~4μg/kg，苏芬太尼常用剂量为 0.2~0.4μg/kg。临床研究证实，在减轻气管插管引起的心血管不良反应方面，等效剂量的不同阿片类药之间没有大的差别；此外，根据各诱导药物的达峰时间合理安排给药顺序，使各诱导药物同时在气管插管时达到各自的最大效应的方法，比选择阿片类药的何种剂量更为重要。

瑞芬太尼是芬太尼类中唯一对循环功能影响较大的阿片类药，呈剂量依赖性地降低心率、血压和心排血量。瑞芬太尼起效快，达峰时间仅 1 分钟，为避免瑞芬太尼的循环功能抑制作用，可在给予肌肉松弛药之后再给药。虽然瑞芬太尼与芬太尼的效价比是 1：1，但是基于它的药效学特性，通常用量为 1~2μg/kg，辅助丙泊酚静脉诱导麻醉即可获良好效果。

## 二、静脉麻醉诱导剂量的计算方法与药物浓度的设定

静脉麻醉诱导剂量可以按照药代动力学原理来计算，其计算公式为：

剂量（dose）＝ CT × Vpeak effect

其中 CT 是效应部位的靶浓度，具体由麻醉医师根据临床经验在一定范围内选定（表 3 - 1 和表 3 - 2）。Vpeak effect 为峰效应时的分布容积，其计算公式为：

Vpeak effect = V1

V1 为中央室分布容积；Cp，initial 为初始血浆药物浓度；Cp，peak effect 为达峰效应时血浆药物浓度。

### 表3-1　TCI丙泊酚静脉麻醉诱导

ASA Ⅰ～Ⅱ级患者麻醉诱导

　　单纯丙泊酚诱导时血浆靶浓度一般设定为4~6μg/mL，复合用药诱导时丙泊酚血浆浓度可设定为

　　3~3.5μg/mL

　　待患者意识丧失后丙泊酚血浆靶浓度降至2.5~3.5μg/mL

　　诱导过程中应适度补充血容量，根据血压变化适时调整丙泊酚靶浓度，必要时使用血管活性药物

ASA Ⅲ～Ⅳ级患者麻醉诱导

　　采用"分步TCI"的方法

　　降低初始血浆靶浓度（如1μg/mL）

　　每隔1~2分钟增加血浆靶浓度0.5~1.0μg/mL，直至患者意识消失后行气管内插管

　　诱导过程要密切观察和维持血流动力学平稳

### 表3-2　芬太尼类药诱导和维持麻醉所需血药浓度（ng/mL）

|  | 芬太尼 | 阿芬太尼 | 苏芬太尼 | 瑞芬太尼 |
|---|---|---|---|---|
| 诱导和气管插管 |  |  |  |  |
| 　合用静脉麻醉药 | 3~5 | 250~400 | 1~3 | 4~8 |
| 维持 |  |  |  |  |
| 　术中麻醉维持 | 2~5 | 100~300 | 0.25~1.0 | 2~6 |
| 　强烈伤害性刺激时 | 4~8 | 250~450 | 1~3 | 4~8 |
| 恢复满意通气 | <1~2 | <200 | <0.2 | <1~3 |

　　计算静脉诱导剂量公式中之所以选用Vpeak effect（达峰效应时的分布容积），是因为从三室模型出发，如果选用V1（中央室分布容积），在药物达到效应室之前已发生再分布和排除，以致计算出的药物剂量偏低。图3-1显示单次注射芬太尼、阿芬太尼后，达峰效应时血浆药物浓度与初始血浆药物浓度的关系。前者分别为后者的17%和37%。

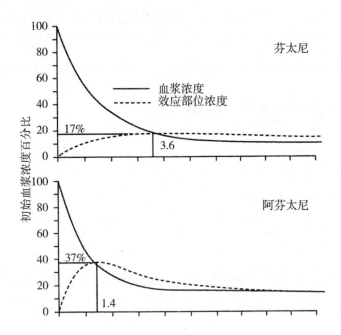

**图 3 - 1　单次注射芬太尼达峰效应时血浆药物浓度与最初血浆药物浓度的关系**

单次注射芬太尼、阿芬太尼后，达峰效应时三药的血浆药物浓度分别为最初血浆药物浓度的 17% 和 37%

由于在临床浓度范围内，这一比率是恒定的，因此根据上述公式很容易计算出 Vpeak effect（表 3 - 3）。

**表 3 - 3　单次给药后药物的峰效应分布容积和达峰时间**

| 药物 | 峰效应分布容积 $V_{peak\ effect}$/L | 达峰效应时间/min |
|---|---|---|
| 丙泊酚 | 37 | 2.2 |
| 依托咪酯 | - | 2.0 |
| 咪达唑仑 | 31 | 2.8 |
| 芬太尼 | 75 | 3.6 |
| 阿芬太尼 | 5.9 | 1.4 |
| 苏芬太尼 | 89 | 5.6 |
| 瑞芬太尼 | 17 | 1.6 |

根据表 3 - 3，芬太尼的 Vpeak effect 是 75L，假如要达到 4.0ng/mL 的芬太尼效应室浓度，根据公式计算出的芬太尼剂量 ＝4ng/mL×75L＝300μg，而达峰

效应时间为 3.6 分钟。如果要达到 $3.5\mu g/mL$ 的丙泊酚效应室浓度，计算出的丙泊酚剂量 $=3.5\mu g/mL\times37L=130mg$，达峰效应时间为 2.2 分钟。

上述是按照药代动力学原理，计算静脉麻醉诱导剂量的理论。实际上，采用 TCI 静脉麻醉诱导，操作十分简便，麻醉医师只要确定一个适宜患者个体的靶浓度。表 3-1 和表 3-2 虽然提供了丙泊酚和芬太尼类药物的麻醉诱导靶浓度的参考数据，但是实际应用时主要还是依靠麻醉医师的临床经验和患者的体质与病情来确定。TCI 系统会自动显示达到目标血浆药物浓度或效应室药物浓度的所需剂量和时间，达到预定的诱导靶浓度后，自动维持这一浓度，并实时显示血浆药物浓度或效应室药物浓度、输注速率、给药时间和累计剂量等。

TCI 麻醉诱导可分为血浆靶浓度控制和效应室靶浓度控制两种方法。以效应室靶浓度控制输注丙泊酚时，有一过性血药浓度的峰值明显高于效应室浓度设定值的"超射"现象，容易引起外周血管扩张、低血压等不良反应。而以血浆靶浓度控制输注丙泊酚虽然麻醉起效缓慢，但诱导平稳，因此一般应用以血浆靶浓度控制输注丙泊酚的方法。

目前尚缺乏根据我国人群的药代动力学特点计算出的 TCI 药代动力学模型。根据国内多中心、大样本的临床研究，中国患者丙泊酚 TCI 麻醉诱导时意识消失点的丙泊酚血浆 C50 和效应室 C50 分别是 $3.8\mu g/mL$ 和 $2.2\mu g/mL$，不同性别之间无差别；随年龄增长，意识消失时的丙泊酚浓度有所下降。依托咪酯 TCI 麻醉诱导时意识消失时的效应室浓度为 $(0.50\pm0.22)$ $\mu g/mL$。值得一提的是，分析结果发现中国人丙泊酚 TCI 意识消失时，血浆 C50 和效应室 C50 明显低于国外白种人相同实验条件下的结果。50% 的中国患者意识消失的 BIS 值是 58，也明显低于白种人。在完全相同的实验条件和研究方法下，中国患者在较"浅"的血浆浓度和效应室浓度下达到了较"深"的麻醉状态。本研究与 Kenny 研究组在界定意识消失的标准上是一致的，也就是说用 BIS 监测麻醉深度方面，中国人与白种人之间也存在差异。根据 BIS 的工作原理，这一推断是完全可能的。

## 三、静脉麻醉诱导技巧

联合诱导是指两种或多种不同麻醉药物联合应用，以达到作用相加或协同的目的，从而可以减少麻醉药各自的用量，减轻可能产生的不良反应。例如，巴比妥类药物硫喷妥钠与苯二氮类药物咪达唑仑联合诱导可以产生明显的协同作用，因为二者共同作用于 GABA 受体。

应用联合诱导时，丙泊酚的剂量明显降低。咪达唑仑 0.02mg/kg（此量仅相当于咪达唑仑产生意识消失 ED50 的 1/10）与丙泊酚联合诱导，意识消失时的丙泊酚用量较单纯用丙泊酚诱导明显减少，两药呈协同作用。

咪达唑仑与丙泊酚联合诱导的协同作用随咪达唑仑剂量的增加而加强。有相关研究以意识消失和 BIS 降至 50 作为观察指标，可以得出结论，随着咪达唑仑剂量的增加，丙泊酚诱导量呈剂量相关的递减。咪达唑仑不同剂量间（0.02mg/kg、0.04mg/kg 和 0.06mg/kg）存在显著性差异。

静脉麻醉联合诱导，不仅是催眠药之间的联合应用，也常将催眠药与阿片类药进行联合应用。一方面催眠药与阿片类药联合应用，作用也明显相加或协同。例如，阿芬太尼 0.02mg/kg 与丙泊酚联合诱导，两药作用相加，丙泊酚用量减少。如果咪达唑仑（0.02mg/kg）、阿芬太尼（0.02mg/kg）与丙泊酚三药联合诱导，可将丙泊酚诱导意识消失的用量平均减少 86%。另一方面，麻醉诱导并非仅仅满足消除意识，还通常要帮助完成气管插管。而气管插管是非常强烈的伤害性刺激，消除意识的静脉麻醉药剂量不可能消除气管插管引起的强烈的伤害性刺激。麻醉诱导加用阿片类药可明显减轻气管插管引起的机体应激反应，避免不必要的加大麻醉催眠药剂量，提高安全性，减少不良反应。

表 3-2 已列举了几种常用芬太尼类药麻醉诱导所需的血药浓度。表 3-4 是中国患者丙泊酚麻醉诱导意识消失后，对痛刺激（对尺神经的强直电刺激，相当于切皮的痛刺激）无反应的瑞芬太尼 TCI 血药浓度和效应室浓度的 C95，分别是 6.0ng/mL 和 5.9ng/mL。没有性别与年龄之间的差别。

表 3-4　对痛刺激无反应时瑞芬太尼的血浆和效应室浓度

|  | $C_{90}$ | $C_{95}$ |
| --- | --- | --- |
| 血浆浓度/（ng/mL） | 4.1（4.0~4.2） | 6.0（5.8~6.2） |
| 效应室浓度/（ng/mL） | 3.3（3.3~3.4） | 5.9（5.8~6.0） |

在抑制气管插管心血管反应上，等效剂量的不同阿片类药之间没有大的差

别，如芬太尼与苏芬太尼之间。而麻醉诱导药物的合理给药顺序，使各诱导药物在气管插管时同时达到各自最大效应（达峰）很关键，比选择何种阿片类药和何种剂量更为重要。咪达唑仑、丙泊酚、依托咪酯、芬太尼、苏芬太尼、瑞芬太尼的达峰效应时间表3-3已列出。例如，芬太尼达峰效应时间3.6分钟，而苏芬太尼达峰效应时间为5.6分钟，应该如何安排合理的给药时间和顺序不言而喻。

分次和分步麻醉诱导。除了给药顺序上让诱导药物尽可能同时达到峰浓度，麻醉诱导药分次小剂量给药也很关键。例如，通常将丙泊酚的诱导用量分两次给药，第一步达到患者入睡即可（1mg/kg），剩余的剂量可以在气管插管之前再酌情给予。目的是避免一次性大剂量丙泊酚过度抑制循环功能，使麻醉诱导和气管插管期间血流动力学平稳。芬太尼类药需缓慢静注，以免引起呛咳反应。表3-1对ASAⅢ~Ⅳ级患者麻醉诱导采用"分步TCI"的方法。降低初始血浆靶浓度（1.0~1.5μg/mL），每隔1~2分钟增加血浆靶浓度0.5~1.0μg/mL，直至患者意识消失后施行气管内插管，维持诱导过程血流动力学平稳。

## 第三节　麻醉维持

### 一、静脉麻醉维持期间给药速率和计算方法

理论上静脉麻醉维持给药速率应等于药物从体内的总清除率（Cls）乘以血浆浓度。为了维持一个稳定的靶浓度（CT），给药速率应与药物从体内排除的速率相等：

静脉麻醉维持的给药速率 $= CT \times Cls$

此计算公式概念浅显易懂，但它不适用于多室模型的静脉麻醉药长时间持续输注时的药代动力学特征。药物的吸收和消除在以血液为代表的中央室，而药物的分布在一个或多个假定的周边室，消除和分布是同时进行的，且随着给药时间的延长，药物从中央室分布到周边室的量逐渐减少，其给药量也应随之减少，即以指数衰减形式输注给药：

维持给药速率 $= CT \times V1 \times (k10 + k12e - k21t + k13e - k31t)$

临床医师显然不会用此公式去计算给药速度。通常维持静脉麻醉的方法是参考已知的维持麻醉的给药速率，麻醉医师根据经验和观察患者的生理指标进行调节。例如，丙泊酚麻醉维持给药的速率一般为 6 ~ 12mg/（kg·h）。具体到个别患者的麻醉维持，什么速率合适，需要麻醉医师来判断和决定。当然也有客观的参考标准，推荐使用的是神经电生理方法监测麻醉深度。例如，用脑电双频谱指数（BIS）监测，麻醉中调节静脉给药速率，维持 BIS 在 40 ~ 60。另一方面，参考来自文献的临床实验数据，例如，使群体患者意识消失的丙泊酚输注速率为 6.6mg/（kg·h），也即 110μg/（kg·min）。丙泊酚输注速率与患者记忆功能的关系可以参考表 3 – 7。当丙泊酚输注速率达到 67μg/（kg·min）时，80% 的患者失去记忆。

麻醉中阿片类药持续输注的问题比较特殊。适用于持续输注的阿片类药应该是速效、短效药；长时间输注停药后药物浓度能迅速下降，达到不抑制患者自主呼吸的水平。常用的阿片类药中芬太尼最不适合持续输注。从图 3 – 2 可以看出芬太尼持续输注 100 分钟后的半衰期（时 – 量相关半衰期）已超出其输注时间的本身，很难控制。但是也有依据前述的维持给药速率的计算公式计算芬太尼给药模式的方法：

维持给药速率 = CT × V1 ×（k10 + k12e − k21t + k13e − k31t）

苏芬太尼的时 – 量相关半衰期特点表明它比较适合用于持续输注。图 3 – 3 显示苏芬太尼持续输注 3 ~ 4 小时，停止输注后血药浓度下降 50% 的时间为 25 ~ 30 分钟。苏芬太尼对心血管系统几乎没有影响，在心血管手术麻醉时可以用到很大的剂量，而安全性却非常好。唯一担心的是阿片类药的呼吸抑制作用。一般手术麻醉维持，苏芬太尼的输注速率为 0.25 ~ 1.0μg/（kg·h），相当于体重为 60kg 的成人，每小时输注 15 ~ 60μg。特别要提醒，如果患者准备术后即刻拔出气管导管，苏芬太尼持续输注的速率必须小于 1.0μg/（kg·h），而且在手术结束前 30 分钟停止输注苏芬太尼。如果间断给予苏芬太尼，剂量为 2.5 ~ 10.0μg。

苏芬太尼的药代动力学特性表明它适用于 TCI 方法维持麻醉。苏芬太尼 TCI 配合静脉麻醉药用于麻醉诱导时，防止气管内插管引起的心血管反应的半数有效血浆浓度（C50）为 1.08ng/mL（0.73 ~ 2.55ng/mL）。推荐的用法是麻醉诱导时将苏芬太尼 TCI 血浆靶浓度设置为 2.0ng/mL，待效应室浓度上升到 0.5ng/mL 时，可以满足气管插管所需的深度。术中维持 TCI 血浆靶浓度为 0.25 ~ 3.0ng/mL（表 3 - 2）。文献报道，术中血浆苏芬太尼浓度低于 0.5ng/mL，会导致其他补救措施增加。同理，也需要手术结束前 30 分钟停止输注苏芬太尼。

瑞芬太尼的速效和超短效的优越特性使其特别适合静脉麻醉维持期长时间持续输注。由于其停药后恢复时间（3 ~ 6 分钟）几乎不受持续输入时间的影响，因此无论用恒速方法输注还是 TCI 方法输注，均能良好控制。持续输注的常用速率在 0.1 ~ 1.0μg/（kg·min），剂量范围很宽，由麻醉医师根据手术刺激程度和患者反应程度的大小来调节。由于起效快，加深或减轻麻醉十分迅速，安全性也得以提高。临床麻醉维持常用的瑞芬太尼输注速率为 0.2 ~ 0.4μg/（kg·min）。瑞芬太尼 TCI 方法给药时，术中维持血浆靶浓度为 2.0 ~ 8.0ng/mL（表 3 - 2）。

TCI 是将药代动力学理论用于临床麻醉实践的典范。与持续输注方法不同，TCI 自动计算出达到设置的血药浓度所需的给药速率，并使麻醉从诱导到维持成为一个连续的过程。目前临床上常用的静脉麻醉药物的 TCI 药代动力学模型见表 3 - 5。

表 3 - 5　常用的麻醉药物和药代动力学模型

| 麻醉药 | 药代动力学模型 |
| --- | --- |
| 丙泊酚 | Marsh 模型 |
| 依托咪酯 | Arden 模型 |
| 苏芬太尼 | Gepts 模型 |
| 瑞芬太尼 | Minto 模型 |

TCI 通常以血浆药物浓度为指标，而效应部位（室）药物浓度并不等于血浆药物浓度，常常有一个滞后现象。

$k_{e0}$ 本应是药物从效应室转运至体外的一级速率常数，而目前通常用来表示药物从效应室转运至中央室的速率常数，即反映药物在中央室和效应室之间的平衡速度。k 为一级速率常数，表示单位时间内药物的转运量与现有量之间的比值，例如 k = 0.1/h，表示剩余药量中每小时有 10% 被转运；e 表示效应室；0 表示体外。效应室与中央室的滞后程度取决于 $k_{e0}$。药物的 $k_{e0}$ 越大，效应室与中央室平衡的时间越短。例如丙泊酚 ke0 为 0.239 次/分钟，是芬太尼 ke00.105 次/分钟的两倍还多，丙泊酚效应室的达峰时间仅需芬太尼的一半。

t1/2ke0 是维持一个稳态血药浓度时，效应室浓度达到血浆浓度 50% 时所需的时间。可用 0.693/ke0 来计算。原则上药物的 ke0 越大，t1/2ke0 越小，效应室平衡的时间越快（表 3 - 6）。例如，阿芬太尼 ke0 较大，t1/2ke0 不到 1 分钟，达峰效应时间 1.4 分钟，达峰时单次剂量的阿芬太尼约 60%，再分布和排到体外。而芬太尼，达峰效应时间要 4 分钟，达峰时 80% 以上的药物（单次注射）已再分布和排到体外。图 3 - 2 可以看出，药物的 t1/2ke0 越小，药物效应室达到峰效应的时间越短，效应室浓度占血浆浓度的比值也越高。

TCI 系统显示的血浆和效应室的靶浓度是根据药代动力学推算出来的，前提是假设患者血浆药物浓度为零，实际浓度未知。如果系统中断工作，可能会有两种情况：一是操作者人为将注射泵停下来，如注射器内药液走空，需要更换，此时 TCI 系统会将停泵时间记录下来，并继续按药代动力学原理进行计算，一旦注射泵重新工作，可以自动调整泵速，恢复原靶浓度。二是退出系统，如发生故障；TCI 重新工作时，不会考虑体内现存药量，而是将机体血浆浓度视为零，如此推算出来的靶浓度将与实际情况误差很大。

表 3 - 6　静脉麻醉药单次给药后 $t_{1/2}k_{e0}$ 和效应室达到峰效应的时间

| | $t_{1/2}k_{e0}$/min | 效应室达到峰效应的时间/min |
| --- | --- | --- |
| 阿芬太尼 | 0.9 | 1.4 |
| 瑞芬太尼 | 1.3 | 1.6 |
| 依托咪酯 | 1.5 | 2.0 |
| 丙泊酚 | 2.4 | 2.2 |
| 苏芬太尼 | 3.0 | 5.6 |
| 咪达唑仑 | 4.0 | 2.8 |
| 芬太尼 | 4.7 | 3.6 |

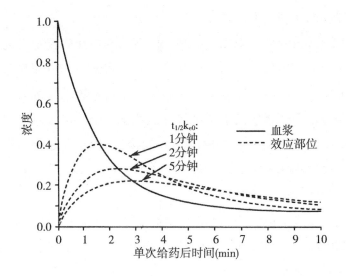

图 3-2 $t_{1/2}k_{e0}$ 对效应室浓度的影响

## 二、静脉麻醉维持期间药物浓度的调控

利用 TCI 的预期血药浓度确定静脉麻醉药在不同临床目标点（意识消失、对痛刺激反应消失等）的半数有效浓度（C50），为静脉麻醉维持期间靶浓度的调节提供了方便（表3-1，表3-2，表3-4）。然而镇静催眠药与镇痛药的相互作用，使靶浓度的调节变得复杂。在全凭静脉麻醉维持中，选择高浓度镇静催眠药与低浓度镇痛药组合，还是相反，见解不一。英国权威 TCI 专家提出，一个好的 TCI 管理，镇静催眠药应该缓慢诱导达到意识消失，记录意识消失时镇静催眠药的效应室浓度，麻醉维持时只要略高于这个镇静水平的效应室浓度即可。这是个体化诱导和维持的方法。意识消失时和苏醒时的效应室浓度基本是同一水平，因此停药后也可根据意识消失时的效应室浓度大致判断苏醒所需的时间。临床研究证实麻醉维持时镇静药的浓度不宜过高，其他问题可用麻醉性镇痛药来解决。例如，依托咪酯 TCI 麻醉，意识消失时的效应室浓度为 0.50 ± 0.22μg/mL。由于依托咪酯没有镇痛作用，与瑞芬太尼联合实施静脉麻醉时，需要持续输注较大剂量的瑞芬太尼，达到 0.3 ~ 0.4μg/（kg·min），甚至更高。术中麻醉维持时依托咪酯 TCI 的效应室浓度为 0.3μg/mL 就可以达到满意的麻醉深度，BIS 值维持在 50 左右，并且可以极大地提高麻醉恢复质量，明显减少

患者麻醉恢复期的躁动和术后恶心呕吐。

全凭静脉麻醉被列为术中知晓的高危因素。术中知晓被定义为全身麻醉下的患者在手术过程中出现了有意识的状态，并且在术后可以回忆起术中发生的与手术相关联的事件。麻醉深度维持在略高于个体意识消失的效应室浓度，是否可以防止患者术中知晓还缺乏循证医学的依据，不像吸入麻醉，已证实只要维持呼气末麻醉药浓度大于0.7MAC，即可有效预防术中知晓的发生。业已证实，全凭静脉麻醉中用BIS监测，维持BIS值在40～60，可以将发生术中知晓的高危人群的知晓发生率降低80%以上。

一般来说，麻醉下记忆的丧失是呈剂量相关的。表3－7可以看出，患者术中的记忆功能随着麻醉药剂量的增加逐渐下降。丙泊酚输注速率达110μg/（kg·min），患者意识消失。

手术的伤害性刺激程度在手术中并非一成不变，不同程度的伤害性刺激，如气管插管、切皮等，所需的血浆靶浓度也不同。术中伤害性刺激的变化、患者的反应性变化，麻醉医师都要随时观察，及时调整靶浓度。预防性地改变靶浓度来对抗伤害性刺激，比伤害性刺激导致机体出现反应后才处理要平稳得多，对机体的干扰和影响也小得多。

表3－7　丙泊酚镇静与记忆功能

| 丙泊酚剂量 | 外显记忆保存 |
| --- | --- |
| 8μg/（kg·min） | 88% |
| 17μg/（kg·min） | 86% |
| 33μg/（kg·min） | 65% |
| 67μg/（kg·min） | 18% |

手术中阿片类药采用持续输注或TCI输注给药较间断给药有更多益处：①减少总用药量。②血流动力学稳定。③减少不良反应。④减少追加。⑤意识恢复迅速。但是适用于TCI输注的阿片类药应该在血与效应室之间的转运非常迅速，并且停药后药物浓度迅速下降，达到患者清醒和不抑制呼吸的水平。

瑞芬太尼被认为是阿片类药药理学上的新发展。瑞芬太尼有独特的代谢机制——被非特异性的水解酶持续水解，因此其恢复几乎不受持续输入时间的影响。图 3 - 3 显示，持续输注瑞芬太尼无论是 1 小时还是 10 小时，停药后其恢复时间不变，均是 3 ~ 6 分钟，较其他阿片类药有质的差别。

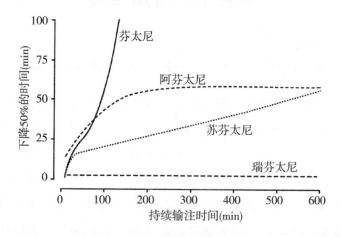

**图 3 - 3　芬太尼类药持续长时间输注后半衰期的变化（时 - 量相关半衰期）**

TCI 是药代动力学的产物，解决的是持续输注时维持特定药物浓度的输注速率问题。C50 是药效学的产物，解决的是针对术中不同的刺激，选择不同需要的药物浓度问题。二者完美结合形成药代 - 药效模式，解决了药物浓度和效应的时间过程，即麻醉维持过程中的相关问题。

静脉麻醉的发展仅提供了准确的给药指标，尚缺乏患者的反馈指标。也就是说，这些给药指标的确立取决于麻醉医师的经验和判断，是否适合每个具体患者还需要监测麻醉深度和观察患者的反馈指标。此外，TCI 系统可以维持预设的靶浓度，但并不能自动适应外科手术刺激或其他因素引起的麻醉期间的生理波动。解决的方法是将 TCI 设计成一个闭环控制给药系统。然而作为闭环控制的反馈指标，麻醉深度监测目前还是临床研究的难题。因此，静脉麻醉的闭环控制给药系统还未成熟。

TCI 虽然在一定程度上解决了静脉麻醉无法连续监测血药浓度变化的问题，但是提供的是计算出来的预期血药浓度，并非实测浓度。近年采用质谱仪分析呼出气体中丙泊酚浓度的研究取得重要进展。呼气末气体中丙泊酚浓度与血浆中实测丙泊酚浓度直线相关性非常好，有望在不久后成为床旁监测指标，可真正解决静脉麻醉中连续、实时监测血药浓度变化的难题。

# 第四节　麻醉恢复

## 一、药物的药代动力学特性对麻醉恢复的影响

　　药物浓度在体内下降的快慢主要取决于药物消除半衰期的长短。理论上，单次给药后，经过 4~5 个半衰期，体内的药物基本排除。但是较长时间持续输注后的半衰期就完全不一样了，因此又提出时－量相关半衰期的概念。时－量相关半衰期是指维持恒定血药浓度一定时间后停止输注，中央室的药物浓度下降 50% 所需的时间。研究表明，某些具有较长的 $t_{1/2}\beta$ 的药物可以具有较短的时－量相关半衰期。例如，苏芬太尼的 $t_{1/2}\beta$ 比阿芬太尼要长，但如持续输注 8 小时，停止输注后，苏芬太尼较阿芬太尼恢复要快，即时－量相关半衰期要短，反之亦然。

　　常用的静脉麻醉药的时－量相关半衰期随输注时间的延长而变化。芬太尼和硫喷妥钠明显不适于长时间输注，也不适于用 TCI 方式给药。因为 TCI 系统提高靶浓度比较好实现，计算机根据药代动力学模型，计算出给药速率，很快可以达到预先设置的靶浓度。然而用 TCI 系统降低靶浓度，计算机所能做的工作就是停泵，然后完全依赖该药在体内的重新分布与代谢，再根据药代动力学参数，计算出何时下降到麻醉医师设置的靶浓度，再重新开启注射泵维持该靶浓度。这方面，TCI 不如吸入麻醉，因为后者可以人工干预，通过加快药物从呼吸道的排除来降低吸入麻醉药的浓度。因此速效和超短效的新型静脉麻醉药推动了静脉麻醉的发展。瑞芬太尼是一个典型的代表，瑞芬太尼长时间持续输注，其时－量相关半衰期始终不变。

　　曲线从上向下依次为安定、硫喷妥钠、咪达唑仑、氯胺酮、丙泊酚、依托咪酯。

　　药物持续输入停止后，药物浓度下降的速度比单次负荷剂量给药后的下降要慢。这与输入时间的长短有关。输入时间越长，停止输入后药物在血浆和效应室衰减得就越慢。这一现象的发生是因为随着输入时间的延长，周边室里已渐渐地充满药物，导致周边室和中央室浓度梯度减少，停药后药物由中央室向

周边室分布减慢，当中央室的药物浓度小于周边室的药物浓度时，药物将反向流动。输入时间更长的话，周边室和中央室最终达到平衡，此时继续输入将不会出现停止输入后药物浓度的衰减变慢的情况。

根据麻醉药的时 - 量相关半衰期，选择有优越的药代动力学特点的丙泊酚、依托咪酯、瑞芬太尼等麻醉药维持麻醉，长时间持续输注停药后恢复十分迅速。

## 二、根据药代动力学和药效学模型预测麻醉药物的恢复时间

TCI 系统根据药代动力学模型在停药后可以继续计算出随着时间的推移而下降的药物浓度，并显示逐渐降低的血浆和效应室浓度。停药后可根据不同临床目标点的血浆和效应室浓度判断恢复所需的时间。

意识消失时和苏醒时的丙泊酚效应室浓度基本是同一水平，因此停药后可根据意识消失时的效应室浓度判断苏醒所需的时间。只要在 TCI 系统中记录或输入患者个体丙泊酚麻醉诱导入睡（意识消失）时的血浆和效应室浓度，TCI 系统就可以推算出停药后达到清醒所需的时间。

同理，利用药代动力学和药效学模型，可以推算出应用阿片类药物的患者从麻醉状态到苏醒状态可以拔除气管导管的时间，即恢复满意自主呼吸的时间。例如，从表 3 - 2 可以看出，苏芬太尼在麻醉恢复期达到满意通气水平的血药浓度为 0.2ng/mL。如果麻醉维持 2 ~ 3 小时，从图 3 - 3 苏芬太尼恢复曲线上可以看出，持续输入苏芬太尼 2 ~ 3 小时，停药后苏芬太尼血浆药物浓度下降 50% 大约需要 25 分钟。也就是说如果我们在手术后期将血浆苏芬太尼浓度维持在 0.4ng/mL，停药后 30 分钟将降至 0.2ng/mL 以下，达到了恢复满意通气的水平，可以拔除气管内导管。苏芬太尼的时 - 量相关半衰期不如瑞芬太尼优越，但是了解苏芬太尼的药代动力学和药效学特性后，在麻醉维持和恢复时仍然可以控制得得心应手。苏芬太尼通常适用于 3 ~ 4 小时的手术，在手术结束前 30 ~ 40 分钟停止苏芬太尼 TCI 输注，手术结束时麻醉恢复迅速平稳。

表 3 - 2 列出的阿片类药维持满意通气的血药浓度可供临床麻醉时参考。产生呼吸抑制的瑞芬太尼血药浓度和效应室浓度都低于疼痛反应消失时的浓度。国内研究表明，瑞芬太尼产生呼吸抑制时的 TCI 血浆和效应室半数有效浓度

（C50）分别为 3.1ng/mL 和 2.1ng/mL。苏芬太尼产生呼吸抑制时的 TCI 血浆半数有效浓度（C50）为 0.14ng/mL。

　　静脉麻醉的特点是无需经气道给药和无污染。与吸入麻醉相比，静脉麻醉诱导更便捷、舒适，苏醒更迅速和平稳。静脉麻醉的发展得益于三方面的重要进展：速效和超短效的静脉麻醉药，对药代动力学和药效学原理的重新认识，以及新的静脉麻醉给药技术（如 TCI）。这些进展解决了静脉麻醉具有的某些局限性，如可控性不如吸入麻醉药、依体重计算用药不科学以及无法连续监测血药浓度变化，使静脉麻醉进入了一个新时代。但是这些新技术仍然未解决静脉麻醉药个体差异较大的问题，因此必须加强麻醉深度的监测。也就是说，静脉麻醉的发展仅为我们提供了准确的给药指标，但缺乏患者的反馈指标，是否适合每个具体患者还需要观察和监测患者的麻醉深度。因此，静脉麻醉的闭环控制给药系统的发展成为今后的研究方向。

# 第四章　椎管内麻醉

## 第一节　椎管内神经麻醉的解剖与生理基础

### 一、椎管的解剖

#### （一）椎管及椎骨的结构

脊椎由7节颈椎、12节胸椎、5节腰椎、融合在一起的5节骶椎以及3~4节尾椎组成。成人脊椎呈现四个生理弯曲，即颈曲、胸曲、腰曲和骶曲。颈曲和腰曲向前，胸曲和骶曲向后。典型的椎骨由椎体和椎弓两部分组成。椎体的功能是承重，两侧的椎弓（椎弓根及椎板）从外侧向后围成椎孔，起保护脊髓的作用。每一椎板有7个突起，即3个肌突（2个横突及1个棘突），是肌肉和韧带的附着处；4个关节突，上下各2个，各有关节面。椎弓根上下有切迹，相邻的切迹围成椎间孔，供脊神经通过。

位于上、下两棘突之间的间隙是椎管内麻醉的常用穿刺路径。从颈椎到第4胸椎棘突与椎体的横截面呈水平位，穿刺时可垂直进针。从第4胸椎至第12胸椎，棘突是叠瓦状排列，穿刺方向要向头侧倾斜45°~60°方可进入。而腰椎的棘突与椎体平行，垂直进针较易进入椎管。

骶管裂孔是骶管下后面的斜行三角形裂隙，是硬膜外间隙的终点，用腰部硬膜外相似的穿刺方法，经骶管裂隙垂直进针行骶管麻醉，可以提高穿刺成功率。

#### （二）椎管外软组织

相邻两节椎骨的椎弓及其棘突由三条韧带相互连接，从椎管内向外依次为：黄韧带、棘间韧带及棘上韧带。

1. 黄韧带　黄韧带几乎全由弹力纤维构成，是连接椎弓板之间的韧带，协助围成椎管，限制脊柱过度前屈。黄韧带从上位椎弓板的下缘和内面，连至下位椎弓板的上缘和外缘，参与围成椎管的后壁和后外侧壁，从上往下逐渐增厚，刺入黄韧带时的阻力感和刺穿后的阻力消失感均较显著，常以此作为是否刺入硬膜外间隙的依据。黄韧带的宽度约等于椎管后壁的 1/2，腰部最坚韧厚实。穿刺时，借助于穿刺针，可感知此韧带的坚实感，穿刺针再前进，一旦失去阻力，便知已进入硬膜外间隙。黄韧带常被认为是一条韧带，其实是由左、右两条韧带在脊椎中线融合而成。需要注意的是，某些患者的黄韧带在脊椎中线部位可能没有融合，或者在某些椎体部位没有融合，硬膜外穿刺时可能造成误判。

2. 棘间韧带　棘间韧带比较薄，连接上下两棘突，前面与黄韧带相连，后方移行于棘上韧带。棘间韧带起自第 7 颈椎棘突，止于骶中嵴。

3. 棘上韧带　棘上韧带在颈部，特别发达，构成颈部两侧肌肉之间的中膈，故称项中膈或项韧带（据近年解剖学发现，该韧带止于第 3 腰椎棘突者占 22%，止于第 4 腰椎棘突者占 73%，止于第 5 腰椎棘突者占 5%。从未发现骶椎上韧带附着）。棘上韧带是由腰背筋膜、背阔肌、多裂肌的延伸（腱膜）部分组成，分 3 层，深层连接相邻 2 个棘突，且与棘间韧带交织在一起；中层跨越 2 到 3 个棘突；浅层跨越 3 到 4 个棘突。棘上韧带与棘间韧带有脊神经后支的神经末梢分布，是极敏感的组织，一旦受到损伤，可通过脊神经后支传入中枢，可引起腰痛或牵涉性下肢痛。老年人棘上韧带可发生钙化而坚硬如骨，甚至无法经正中线穿刺，因此可能需避开棘上韧带，以减少穿刺困难。

（三）脊髓与脊神经

1. 脊髓的解剖结构　脊髓是中枢神经系统的一部分，位于椎管内，呈圆柱状。脊髓上端起始自枕骨大孔，上端与延髓相连，下端呈圆锥形，随个体的发育而不同，在胚胎期充满整个椎管间隙，至新生儿终止于第 3 腰椎或第 4 腰椎，成人则在第 1、2 腰椎之间，平均长度为 42～45cm。一般颈部下段脊髓与脊椎相差 1 个节段，上胸段相差 2 个节段，下胸段相差 3 个节段，腰椎则相差 4～5 个节段。因此，成人在第 2 腰椎以下的蛛网膜下隙中只有脊神经，即马尾神经。所以，成人行腰麻时多选择在第 2 腰椎以下的间隙，以免损伤脊髓。

2. 脊髓的内部结构　脊髓的横切面可呈现位于中央部的灰质和位于周围部

的白质。脊髓的灰质呈蝴蝶形或"H"状，其中心有中央管。中央管前后的横条灰质称灰联合，将左右两部分灰质连接在一起。灰质的每一半由前角和后角组成。前角内含有大型的运动细胞，其轴突贯穿白质，经前外侧沟走出脊髓，组成前根。脊髓的白质主要由上行（感觉）和下行（运动）有髓神经纤维纵行排列组成，分为前索、侧索和后索。

3. 脊髓的功能　脊髓具有反射和传导功能。脊髓是神经系统的重要组成部分，其活动受脑的控制。来自四肢和躯干的各种感觉冲动，通过脊髓的上行纤维束，包括传导浅感觉，即传导面部以外的痛觉、温度觉和粗触觉的脊髓丘脑束，传导意识性本体感觉和精细触觉的薄束和楔束等，以及传导非意识性本体感觉的脊髓小脑束。这些传导径路将各种感觉冲动传达到脑，进行高级综合分析；脑的活动通过脊髓的下行纤维束，包括执行传导随意运动的皮质脊髓束以及调整锥体系统的活动并调整肌张力、协调肌肉活动、维持姿势和习惯性动作，使动作协调、准确，免除振动和不必要附带动作的锥体外系统；结果通过锥体系统和锥体外系统，调整脊髓神经元的活动。脊髓本身能完成许多反射活动，但也受脑活动的影响。

脊髓发生急性横断损伤时，会出现病灶节段水平以下呈现弛缓性瘫痪、感觉消失和肌张力消失，不能维持正常体温，大便滞留，膀胱不能排空以及血压下降，等等，总称为脊髓休克。损伤一至数周后，脊髓反射始见恢复，如肌力增强和深反射亢进，对皮肤的损害性刺激可出现有保护性屈反射。数月后，比较复杂的肌反射逐渐恢复，内脏反射活动，如血压上升、发汗、排便和排尿反射也能部分恢复。膀胱功能障碍一般分为三个阶段，脊髓横断后，膀胱逼尿肌瘫痪使膀胱括约肌痉挛，出现尿潴留；2~3周以后，由于逼尿肌日益肥厚，膀胱内压胜过外括约肌的阻力，出现溢出性尿失禁；到第三阶段可能因腹壁肌挛缩，增加膀胱外压而出现自动排尿。

脊髓半侧切断综合征表现为病灶水平以下、同侧以上运动神经元麻痹，关节肌肉的振动觉缺失，对侧痛觉和温度觉消失；在病灶侧与病灶节段相当，有节段性下运动神经元麻痹和感觉障碍。由于切断后索，病灶节段以下同侧的本体感觉和两点辨别觉消失。由于切断锥体束，病灶节段水平以下同侧出现上运动神经元瘫痪；由于锥体外系统的抑制作用被阻断，而脊髓后根传入冲动的作用明显，因而肌张力增强，深反射亢进，趾反射变为趾背屈。由于切断脊髓丘脑束，在对侧，相当于病灶节段以下一或二脊髓节段水平以下，痛觉和温度觉消失。由于切断节段的后根受累，同侧出现节段性感觉消失；而由于对上位节段产生刺激，于感觉消失区的上方，有节段性感觉过敏。由于侧角受累，可以出现交感神经症状，如在颈8节段受损害，同侧颜面、头颈部皮肤可有血管运动失调征象和霍纳综合征（瞳孔缩小、眼裂狭小和眼球内陷）。

4. 脊髓的血供　脊髓的动脉来源主要由发自椎动脉的脊髓前动脉和脊髓后动脉以及来自节段动脉的椎间动脉脊膜支组成。脊髓前动脉发自椎动脉末端，沿脊髓前正中裂迂曲下降，供应脊髓全长，途中接受6~8支前根动脉。在下降过程中有两个分支，一支绕脊髓向后与脊髓后动脉的分支吻合，形成动脉冠。另一支又称沟动脉，进入前正中裂后，左右交替进入脊髓，穿过白质前连合，分布于脊髓灰质的前柱、侧柱和后柱基底部以及白质的前索和侧索深部。

脊髓后动脉发自椎动脉内侧或小脑后动脉，左右各一，沿脊髓后外侧沟下降，沿途接受5~8条后根动脉，在后根的侧方进入脊髓，分布于后索和后柱，供应脊髓后1/3部分。

椎间动脉根据部位不同可发自椎动脉、颈深动脉、肋间动脉、腰动脉或骶中动脉。在颈部，主要为椎动脉和/或颈深动脉的分支，沿脊神经进入椎管，分为前根动脉和后根动脉。

前根动脉沿脊神经前根达脊髓正中裂，分为升支和降支，与相邻前根动脉的降支和升支吻合并同脊髓前动脉相延续。其中有一支较大，为腰骶膨大动脉（又称大前根动脉或 Adamkiewicz 动脉），起自T7~L3范围之内，以T9常见，左侧为多；另一支次大的叫颈膨大动脉，起自C4~T4范围之内，以起自C8者多。

后根动脉达脊髓后外侧沟时，在后根的侧方与前根动脉一样，分为升支和降支，同相邻的降支和升支吻合，延续为脊髓后动脉。

5. 脊神经　脊神经有31对，包括8对颈神经、12对胸神经、5对腰神经、5对骶神经和1对马尾神经。每条脊神经由前、后根合并而成。后根司感觉，前根司运动，后根较前根略粗，二者在椎间孔处合成一条脊神经干，感觉和运动纤维在干中混合。后根在椎间孔附近有椭圆形膨大，称为脊神经节。

脊神经干很短，出椎间孔后立即分为前支、后支、脊膜支和交通支。前支粗大，是混合性的，分布于躯干前外侧和四肢的肌肉和皮肤。脊神经前支形成的丛计有：颈丛、腰丛和骶丛等。后支较细，是混合性的，经相邻椎骨横突之间向后行走（出骶部的骶后孔），都有肌支和皮支分布于项、背及腰骶部深层的肌肉和枕、项、背、腰、臀部的皮肤，其分布有明显的节段性。交通支为连接于脊神经与交感干间的细支。其中发自脊神经连至交感干的叫白交通支，而来自交感干连接每条脊神经的叫灰交通支。脊膜支细小，经椎间孔返回椎管，分布于脊髓的被膜和脊柱。

神经纤维分为无髓鞘和有髓鞘两种，前者包括自主神经纤维和多数感觉神经纤维，后者包括运动神经纤维。无髓鞘纤维接触较低浓度的局部麻醉药即被阻滞，而有髓鞘纤维往往需较高浓度的局部麻醉药才被阻滞。

神经根从脊髓的不同节段发出，称为神经节段。躯干部皮肤的脊神经支配区：甲状软骨部皮肤为 C2 神经支配；胸骨柄上缘为 T2 神经支配；两侧乳头连线为 T4 神经支配；剑突下为 T6 神经支配；季肋部肋缘为 T8 神经支配；平脐为 T10 神经支配；耻骨联合部为 T12 神经支配；大腿前面为 L1～3 神经支配；小腿前面和足背为 L4～5 神经支配；足、小腿及大腿后面、骶部和会阴部为骶神经支配；上肢为 C3～T1 神经支配。脊神经的体表节段性分布是确定蛛网膜下隙和硬膜外麻醉平面的重要标记。

6. 脑脊液　脑脊液是存在于脑室及蛛网膜下隙的一种无色透明的液体。比重为 1.005，总量为 130～150mL。脑脊液产生的速率为 0.3mL/min，日分泌量 432mL。穿刺后测得的脑脊液压力，侧卧位成人为 0.78～1.96kPa（80～200mmH$_2$O），儿童为 0.39～0.98kPa（40～100mmH$_2$O），新生儿为 0.098～0.14kPa（10～14mmH$_2$O）。

（四）椎管内腔与间隙

脊髓容纳在椎管内，为脊膜所包裹。脊膜从内向外分为三层，即软膜、蛛网膜和硬脊膜。

硬脊膜由致密结缔组织构成，厚而坚韧，形成一筒状的硬脊膜囊，上端附着于枕骨大孔边缘，与硬脑膜相连续，下端在第二骶椎水平形成一盲端，并借终丝附着于尾骨。从枕大孔以下开始分为内、外两层。外层与椎管内壁的骨膜和黄韧带融合在一起，内层形成包裹脊髓的硬脊膜囊，抵止于第2或第3骶椎。因此通常所说的硬脊膜实际是硬脊膜的内层。硬脊膜内、外两层之间的间隙为硬膜外间隙。硬脊膜血供较少，刺破后不易愈合。

蛛网膜由很薄的结缔组织构成，是一层半透明的膜。蛛网膜上与脑膜相连续，下端止于第2骶椎平面。蛛网膜与软膜之间的间隙称为蛛网膜下隙，其中充满脑脊液。蛛网膜下隙上与脑室相通，下端止于第2骶椎平面，最宽处位于L3～4，称为终池，为蛛网膜下隙穿刺的最佳位点。硬脊膜与蛛网膜几乎贴在一起，两层之间有一潜在的间隙，称为硬膜下腔或硬膜下间隙。在硬膜外穿刺的过程中，如果导管误入硬膜下间隙，将导致硬膜下间隙麻醉，引起难以预料的后果。

软膜覆盖脊髓表面，血管丰富，与蛛网膜之间形成蛛网膜下隙。

蛛网膜下隙有无数蛛丝小梁，内含脑脊液，在L2以下，内无脊髓，而且蛛网膜下隙前后径较宽，穿刺安全，且较易成功。硬膜下间隙为一潜在的、不太连贯的结缔组织间隙，内含少量的浆液性组织液。硬膜下间隙以颈部最宽，在此穿刺易误入此间隙。硬膜外麻醉时若误入此间隙，可引起广泛的脊神经阻滞，而脊髓麻醉时穿刺针针尖部分在硬膜下间隙，是导致脊髓麻醉失败的原因之一。硬膜外间隙是一环绕硬脊膜囊的潜在间隙，略呈负压，内有疏松的结缔组织和脂肪组织、淋巴管，并有极为丰富的静脉丛，血管薄。穿刺或置入硬膜外导管时，有可能损伤静脉丛引起出血，此时若注入药物易被迅速吸收，导致局部麻醉药中毒。

硬脊膜、蛛网膜和软膜均沿脊神经根向两侧延伸，包裹脊神经根，故分别称为根硬膜、根蛛网膜和根软膜。根硬膜较薄，且愈近椎间孔愈薄。根蛛网膜细胞增生形成绒毛结构，可以突进或穿透根硬膜，并随年龄增长而增多。根蛛网膜和根软膜之间的间隙称根蛛网膜下隙，与脊髓蛛网膜下隙相通，在椎间孔处闭合成盲囊。在蛛网膜下隙注入墨汁时，可见墨水颗粒聚积在根蛛网膜下隙处，故又称墨水套囊。蛛网膜绒毛有利于引流脑脊液和清除蛛网膜下隙的颗粒物。

骶管是骶骨内的椎管间隙，骶管内有稀疏结缔组织、脂肪和丰富的静脉丛，容积约为25～30mL。由于硬膜囊终止于S2水平，因此骶管是硬膜外间隙的一部分，并与腰段硬膜外间隙相通。在此间隙内注入局部麻醉药所产生的硬膜外麻醉称为骶管麻醉。骶管下端终止于骶管裂孔，骶管裂孔呈 V 形或 U 形，上有骶尾韧带覆盖，两旁各有一骨性突起，称为骶角。骶管裂孔和骶角是骶管穿刺定位时的重要解剖标志。硬膜囊至骶管裂孔的平均距离为 47mm，为避免误入蛛网膜下隙，骶管穿刺时进针不能太深。由于骶管的变异很多，因此有可能穿刺困难或麻醉失败。

## 二、椎管内麻醉的生理学基础

### （一）蛛网膜下隙麻醉的生理

蛛网膜下隙麻醉是通过穿刺，把局部麻醉药注入蛛网膜下隙的脑脊液中，从而产生神经阻滞的一种麻醉方法。尽管有部分局部麻醉药浸入到脊髓表面，但局部麻醉药对脊髓表面本身的阻滞作用不大。现在认为，蛛网膜下隙麻醉是局部麻醉药通过阻滞脊神经根而发挥其作用。离开椎管的脊神经根未被神经外膜覆盖，暴露在含局部麻醉药的脑脊液中，通过背根进入中枢神经系统的传入冲动及通过前根离开中枢神经系统的传出冲动均被阻滞。因此，脊髓麻醉并不是局部麻醉药作用于脊髓的化学横断面，而是局部麻醉药通过脑脊液阻滞脊髓的前根神经和后根神经，导致感觉、交感神经及运动神经被阻滞。Cohen 将 14C 标记的普鲁卡因或利多卡因注入蛛网膜下隙，发现脊神经根和脊髓都吸收局部麻醉药，进一步证实了局部麻醉药的作用部位，而且脊神经根的局部麻醉药浓度是后根高于前根。因后根多为无髓鞘的感觉神经纤维及交感神经纤维，本身对局部麻醉药特别敏感，前根多为有髓鞘的运动神经纤维，对局部麻醉药敏感性差，所以局部麻醉药阻滞顺序先从自主神经开始，次之为感觉神经纤维，而传递运动的神经纤维及有髓鞘的本体感觉纤维最后被阻滞。具体顺序为：血管舒缩神经纤维→寒冷刺激→温感消失→对不同温度的辨别→慢痛→快痛→触觉消失→运动麻痹→压力感觉消失→本体感觉消失。阻滞消退的顺序与阻滞顺序则相反。交感神经阻滞总是先出现而最后消失，因而易造成术后低血压，尤易出现直立性低血压，故术后过早改变患者的体位是不恰当的。交感神经、感觉神经、运动神经阻滞的平面并不一致，一般来说，交感神经的麻醉平面比感觉消失的平面多 2~4 神经节段，感觉消失的平面比运动神经麻醉平面多 1~4

节段。

## （二）硬膜外麻醉的作用机制

局部麻醉药注入硬膜外间隙后，沿硬膜外间隙进行上下扩散，部分经过毛细血管进入静脉；一些药物渗出椎间孔，产生椎旁麻醉，并沿神经束膜及软膜下分布，阻滞脊神经根及周围神经；有些药物也可经根蛛网膜下隙，阻滞脊神经根；尚有一些药物直接透过硬膜及蛛网膜，进入脑脊液中。所以目前多数学者认为，硬膜外麻醉时，局部麻醉药经多种途径发生作用，其中以椎旁麻醉、经根蛛网膜绒毛阻滞脊神经根，以及局部麻醉药通过硬膜进入蛛网膜下隙产生"延迟"的脊髓麻醉为主要作用方式。鉴于局部麻醉药在硬膜外间隙中要进行多处扩散和分布，需要比蛛网膜下隙麻醉大得多的容量才能导致硬膜外麻醉，所以容量是决定硬膜外麻醉"量"的重要因素，大容量局部麻醉药使麻醉范围广。而浓度是决定硬膜外麻醉"质"的重要因素，高浓度局部麻醉药使麻醉更完全，包括运动、感觉及自主神经功能均被阻滞。相反，可通过稀释局部麻醉药浓度，获得分离阻滞，这种分离阻滞尤其适用于术后镇痛和无痛分娩，即仅阻滞感觉神经而保留运动神经功能。硬膜外麻醉可在任何脊神经节段处穿刺，通过调节局部麻醉药的容量和浓度来达到所需的麻醉平面和麻醉程度。

## （三）椎管内麻醉对机体的影响

椎管内麻醉，无论是蛛网膜下隙麻醉还是硬膜外麻醉，均是通过阻滞脊神经，从而阻滞交感、感觉、运动神经纤维。椎管内麻醉对全身系统的影响，主要取决于麻醉的范围及麻醉的程度。

1. 对循环系统的影响　椎管内麻醉对心血管系统的影响与交感神经被阻滞的平面与范围有关，总的表现为心率减慢和血压降低。椎管内麻醉的这种心血管系统的改变与交感神经被阻滞有关，交感神经阻滞导致静脉和动脉血管扩张。由于静脉中的血量占总血容量的75%，静脉主要是容量血管，血管扩张主要是小静脉的平滑肌松弛的结果；相反，交感神经阻滞导致小动脉扩张对血管阻力影响较小，如果心输出量维持正常，接受椎管内麻醉导致的交感神经阻滞的患者，其外周血管阻力降低只有15%～18%。

局部麻醉药阻滞胸腰段（T1～L2）交感神经的血管收缩纤维，导致血管扩张，继而发生一系列血流动力学改变，其程度与交感神经节前纤维被阻滞的平面高低与范围密切相关，表现为外周血管张力、心率、心输出量及血压均有一定程度的下降。外周血管阻力下降系由大量的容量血管扩张所致。心率减慢系由迷走神经兴奋性相对增强及静脉血回流减少，右房压下降，导致静脉心脏反射所致；当麻醉平面超过 T4 时，心脏加速神经纤维被抑制，心动过缓加重。心输出量的减少与以下机制有关：①T1～5 脊神经交感丛被阻滞，心脏的交感张力减小，使心率减慢，心肌收缩性降低。②静脉回心血量减少。低平面麻醉时，心输出量可下降 16%，而高平面麻醉时可下降 31%。心输出量下降，使血压降低，产生低血压。如果麻醉平面在 T5 以下，循环功能可借上半身未麻醉区血管收缩来代偿，使血压降低幅度维持在 20% 以内。血压下降的程度除与麻醉平面有关外，还与年龄、麻醉前血容量状况以及麻醉前血管张力状况等有关，例如老年人或未经治疗的高血压患者，血压降低的幅度更为明显。

　　硬膜外麻醉与蛛网膜下隙麻醉对血压的影响主要与给药方式及麻醉平面与范围有关，但与麻醉方法本身无关。一般说来连续硬膜外麻醉对血压的影响是逐渐的、温和的，单次大剂量注入局部麻醉药对血压的影响较大。有报道表明，10mg 丁卡因脊髓麻醉与同一穿刺点的 1.5% 利多卡因 20～25mL 硬膜外麻醉相比，后者导致血压降低的幅度更大。椎管内麻醉时由于单纯交感神经阻滞而引起的血压下降幅度有限，可能在临床上仅出现直立性低血压，治疗时需把患者体位调整为头低位，妊娠后期的患者可将子宫推向一侧以增加回心血量。但如果合并血管迷走神经过分活跃，患者可迅速出现严重的低血压甚至心搏骤停，这种情况仅见于清醒的患者而不会见于接受全身麻醉的患者。下间隙静脉阻塞或术前合并有低血容量的患者，椎管内麻醉也容易导致严重的低血压。椎管浅麻醉引发的低血压是由于交感神经阻滞所致，可用拟交感药物来处理。

　　2. 对呼吸系统的影响　椎管内麻醉对呼吸功能的影响，取决于麻醉平面的高度，尤以运动神经阻滞范围更为重要。高平面蛛网膜下隙麻醉或上胸段硬膜外麻醉时，运动神经阻滞导致肋间肌麻痹，影响呼吸肌收缩，可使呼吸受到不同程度的抑制，表现为胸式呼吸减弱甚至消失，但只要膈神经未被麻痹，就仍能保持基本的肺通气量。如腹肌也被麻痹，则深呼吸受到影响，呼吸储备能力明显减弱，临床多表现不能大声讲话，甚至可能出现鼻煽及发绀。有时虽然麻醉平面不高，但术前用药或麻醉辅助药用量大，也会发生呼吸抑制。此外，尚需注意肋间肌麻痹削弱咳嗽能力，使痰不易咳出，有阻塞呼吸道的可能。有关硬膜外麻醉对支气管平滑肌的影响，存在意见分歧。一般认为支配支气管的交感神经纤维来自 $T_{1\sim6}$，高位硬膜外麻醉引起交感神经麻痹，迷走神经兴奋性增强，可出现支气管痉挛，但有文献报道用硬膜外麻醉治疗顽固性哮喘，可取得缓解的效果。

3. 对胃肠道的影响　易受椎管内麻醉影响的另一系统为胃肠道。由于交感神经被阻滞，迷走神经兴奋性增强，胃肠蠕动亢进，容易产生恶心呕吐。据报道，有 20% 以上的患者术中出现恶心呕吐。由于血压降低，肝脏血流也减少，肝血流减少的程度同血压降低的幅度成正比。硬膜外麻醉时胃黏膜内 pH 升高，术后持续应用硬膜外麻醉对胃黏膜有保护作用。

4. 对肾脏的影响　肾功能有较好的生理储备，椎管内麻醉时虽然肾血流减少，但一般没有临床意义。椎管内麻醉使膀胱内括约肌收缩及膀胱逼尿肌松弛，使膀胱排尿功能受抑制导致尿潴留，患者常常需要使用导尿管。

# 第二节　蛛网膜下隙麻醉

蛛网膜下隙麻醉系把局部麻醉药注入蛛网膜下隙，使脊神经根、背根神经节及脊髓表面产生不同程度的阻滞，称为脊髓麻醉。脊髓麻醉至今有近百年历史，大量的临床实践证明，只要病例选择得当，用药合理，操作准确，脊髓麻醉不失为一简单易行、行之有效的麻醉方法，对于下肢及下腹部手术尤为可取。近年来连续蛛网膜下隙麻醉技术的应用，使脊髓麻醉技术日臻完善。

## 一、适应证与禁忌证

一种麻醉方法的适应证和禁忌证都存在相对性，蛛网膜下隙麻醉也不例外。在选用时，除参考其固有的适应证与禁忌证外，还应根据麻醉科医师自己的技术水平、患者的全身情况及手术要求等条件来决定。蛛网膜下隙麻醉主要用于可以预知手术时间的下肢、会阴、骨盆或下腹部手术。若患者希望保持清醒或有严重呼吸道疾病或困难气道，使用全身麻醉风险增加，可选用此麻醉方式。

（一）适应证

1. 下腹部手术，如剖宫产手术、阑尾切除术、疝修补术。

2. 肛门及会阴部手术，如痔切除术、肛瘘切除术、直肠息肉摘除术、前庭大腺囊肿摘除术、阴茎及睾丸切除术等。

3. 盆腔手术，包括一些妇产科及泌尿外科手术，如子宫及附件切除术、膀胱手术、下尿道手术及开放性前列腺切除术等。

4. 下肢手术，包括下肢骨、血管、截肢及皮肤移植手术，止痛效果可比硬膜外麻醉更完全，且可避免止血带不适。

5. 下腹部、盆腔、会阴部、下肢的疼痛治疗。

（二）禁忌证

绝对禁忌证包括：

1. 精神病、严重神经症以及小儿等不能合作的患者，或不同意该操作的患者。

2. 穿刺部位有感染的患者。穿刺部位有炎症或感染者，脊髓麻醉有将致病菌带入蛛网膜下隙引起急性脑脊膜炎的危险。

3. 中枢神经系统疾病，特别是脊髓或脊神经根病变者，麻醉后有可能后遗长期麻痹。

相对禁忌证包括：

1. 严重低血容量的患者。此类患者在脊髓麻醉发生作用后，可能发生血压骤降甚至心搏骤停，故术前访视患者时，应切实重视失血、脱水及营养不良等有关情况，特别应衡量血容量状态，并仔细检查，以防意外。

2. 止血功能异常的患者。止血功能异常包括血小板数量与质量异常以及凝血功能异常等，穿刺部位易出血，可导致血肿形成及蛛网膜下隙出血，重者可致截瘫。

3. 全身感染的患者慎用脊髓麻醉。

4. 脊椎外伤或有严重腰背痛病史以及不明原因脊神经压迫症状者，慎用脊髓麻醉。脊椎畸形者，解剖结构异常，也应慎用脊髓麻醉。

## 二、蛛网膜下隙麻醉穿刺技术

### (一) 穿刺前准备

1. 急救准备　在穿刺前备好急救设备和物品（麻醉机和氧气、气管插管用品等）以及药物（如麻黄碱和阿托品等）。

2. 麻醉前用药　用量不宜过大，应让患者保持清醒配合状态，以利于进行麻醉平面的调节。可于麻醉前 1 小时肌内注射苯巴比妥钠 0.1g（成人量），阿托品或东莨菪碱可不用或少用。存在术前疼痛患者，应当按需给予不同种类的镇痛药。氯丙嗪或氟哌利多等药不推荐应用，以免导致患者意识模糊和血压剧降。

3. 无菌　蛛网膜下隙穿刺必须执行严格的无菌原则，所有的物品在使用前必须进行检查。

4. 穿刺点选择

为避免损伤脊髓，成人穿刺点应选择不高于 $L_{2\sim3}$，小儿应选择在 $L_{4\sim5}$。

5. 麻醉用具　穿刺针主要有两类：一类是尖端呈斜口状，可切断硬膜进入蛛网膜下隙，如 Quincke 针，由于对硬脊膜穿刺形成破口较大，现已少用；临床广泛应用的是尖端呈笔尖式穿刺针，注药口在针侧壁，可推开硬膜进入蛛网膜下隙，如 Sprotte 针和 Whitacre 针，笔尖式细穿刺针使腰麻后头痛的发生率大大降低。应尽可能选择细的穿刺针，24～25G 较为理想，可减少穿刺后头痛的发生率。

### (二) 穿刺体位

蛛网膜下隙穿刺体位，一般可取侧卧位或坐位，以前者最常用。

1. 侧卧位　侧卧位时应注意脊柱的轴线是否水平。女性的髋部常比双肩宽，侧卧位时脊柱水平常倾向于头低位。男性相反。因此应该通过调节手术床使脊柱保持水平。取左侧或右侧卧位，两手抱膝，大腿贴近腹壁。头尽量向胸部屈曲，使腰背部向后弓成弧形，以使棘突间隙张开，便于穿刺。背部与床面垂直，与手术台边沿平齐。采用重比重液时，手术侧置于下方；采用轻比重液时，手术侧置于上方。

2. 坐位　臀部与手术台边沿相齐，两足踏于凳上，两手置膝，头下垂，使腰背部向后弓出。这种体位需有助手协助，以扶持患者保持体位不变。如果患者于坐位下出现头晕或血压变化等症状，应立即改为平卧，经处理后改用侧卧位穿刺。鞍区麻醉一般需要取坐位。

（三）穿刺部位与消毒范围

成人蛛网膜下隙麻醉常选用 $L_{2~3}$ 或 $L_{3~4}$ 棘突间隙进行穿刺，此处的蛛网膜下隙较宽，脊髓于此也已形成终丝，故无伤及脊髓之虞。确定穿刺点的方法是：取两侧髂嵴的最高点作连线，与脊柱相交处，即为第 4 腰椎或 $L_{3~4}$ 棘突间隙。如果该间隙较窄，可上移或下移一个间隙做穿刺点。穿刺前须严格消毒皮肤，消毒范围应上至肩胛下角，下至尾椎，两侧至腋后线。消毒后穿刺点处铺孔巾或无菌单。

（四）穿刺方法

穿刺点可用 1% ~2% 利多卡因作皮内、皮下和棘间韧带逐层浸润。常用的蛛网膜下隙穿刺术有以下几种。

1. 直入法　用左手拇、食两指固定穿刺点皮肤。将穿刺针放在棘突间隙中点，与患者背部垂直，针尖稍向头侧作缓慢刺入，并仔细体会针尖处的阻力变化。当针穿过黄韧带时，有阻力突然消失的"落空"感觉，继续推进常有第二个"落空"感觉，提示已穿破硬膜与蛛网膜而进入蛛网膜下隙。如果进针较快，常将黄韧带和硬膜一并刺穿，则往往只有一次"落空"感觉。这种"落空感"在老年患者身上常不明显。

2. 旁入法　于棘突间隙中点旁 1.5cm 处作局部浸润。穿刺针与皮肤约成 75° 对准棘突间孔刺入，经黄韧带及硬脊膜而达蛛网膜下隙。本法可避开棘上及棘间韧带，特别适用于韧带钙化的老年患者或脊椎畸形或棘突间隙不清楚的肥胖患者。

针尖进入蛛网膜下隙后，拔出针芯即有脑脊液流出，脑脊液流出是脊髓麻醉成功的重要标志，如未见脑脊液流出可旋转针干 180° 或用注射器缓慢抽吸。经上述处理仍无脑脊液流出者，应重新穿刺。穿刺时如遇骨质，应改变进针方向，避免损伤骨质。经 3 ~5 次穿刺而仍未能成功者，应请示上级医师或改换间隙另行穿刺。

### 三、常用药物

#### (一) 局部麻醉药

蛛网膜下隙麻醉较常用的局部麻醉药有普鲁卡因、丁卡因、丁哌卡因和罗哌卡因。其作用时间取决于脂溶性及蛋白结合力。短时间的手术可选择普鲁卡因，而长时间的手术（膝或髋关节置换术及下肢血管手术）可用丁哌卡因、丁卡因及罗哌卡因。普鲁卡因成人用量为 $100 \sim 150mg$，常用浓度为 $5\%$，麻醉起效时间为 $1 \sim 5$ 分钟，维持时间仅 $45 \sim 90$ 分钟。丁哌卡因常用剂量为 $8 \sim 12mg$，最多不超过 $15mg$，一般用 $0.5\% \sim 0.75\%$ 浓度，起效时间需 $5 \sim 10$ 分钟，可维持 $2 \sim 2.5$ 小时。丁卡因常用剂量为 $10 \sim 15mg$，常用浓度为 $0.33\%$，起效缓慢，需 $5 \sim 20$ 分钟，麻醉平面有时不易控制，维持时间 $2 \sim 3$ 小时，丁卡因容易被弱碱中和沉淀，使麻醉作用减弱，须注意。罗哌卡因常用剂量为 $5 \sim 15mg$，常用浓度为 $0.375\% \sim 0.5\%$，最高浓度可用 $0.75\%$。

#### (二) 血管收缩药

血管收缩药可减少血管对局部麻醉药的吸收，使更多的局部麻醉药物浸润至神经中，从而使麻醉时间延长。常用的血管收缩药有麻黄碱、肾上腺素及去氧肾上腺素。常用麻黄碱（$1 : 1\ 000$）$200 \sim 500\mu g$（$0.2 \sim 0.5mL$）或去氧肾上腺素（$1 : 100$）$2 \sim 5mg$（$0.2 \sim 0.5mL$）加入局部麻醉药中。但目前认为，血管收缩药能否延长局部麻醉药的作用时间与局部麻醉药的种类有关。丁卡因可使脊髓及硬膜外血管扩张、血流增加，将血管收缩药加入至丁卡因中，可使已经扩张的血管收缩，因而能延长作用时间；而丁哌卡因和罗哌卡因使脊髓及硬膜外血管收缩，药液中加入血管收缩药并不能延长其作用时间。麻黄碱、去氧肾上腺素作用于脊髓背根神经元 $\alpha$ 受体，也有一定的镇痛作用，与其延长麻醉作用时间也有关。因为剂量小，不会引起脊髓缺血，故血管收缩药被常规推荐加入局部麻醉药。

#### (三) 药物的配制

除了血管收缩药外，尚可加入一些溶剂，以配成重比重液、等比重液或轻比重液以利药物的弥散和分布。重比重液其比重大于脑脊液，容易下沉，向低端扩散，常通过加5%葡萄糖溶液实现，重比重液是临床上常用的脊髓麻醉液。轻比重液其比重小于脑脊液，但由于轻比重液可能导致麻醉平面过高，目前已较少采用。5%普鲁卡因重比重液配制方法为：普鲁卡因150mg溶解于5%葡萄糖液2.7mL，再加0.1%肾上腺素0.3mL。丁卡因重比重液常用1%丁卡因、10%葡萄糖液及3%麻黄碱各1mL配制而成。丁哌卡因重比重液取0.5%丁哌卡因2mL或0.75%丁哌卡因2mL，加10%葡萄糖0.8mL及0.1%肾上腺素0.2mL配制而成。目前临床也常用0.5%～0.75%盐酸丁哌卡因或盐酸罗哌卡因，均为等比重，或倾向于轻比重。必须注意的是甲磺酸罗哌卡因禁止用于脊髓麻醉；配置的葡萄糖浓度不得超过8%。

### 四、影响麻醉平面的因素

麻醉平面是指皮肤感觉消失的界限。将麻醉药注入蛛网膜下隙后，须在短时间内主动调节和控制麻醉平面达到手术所需的范围，且要避免平面过高。这不仅关系到麻醉成败，且与患者安危密切相关，是蛛网膜下隙麻醉操作技术中最重要的环节。

许多因素影响蛛网膜下隙麻醉平面，其中最重要的因素是局部麻醉药的剂量及比重、椎管的形状以及注药时患者的体位。患者体位和局部麻醉药的比重是调节麻醉平面的两个主要因素，局部麻醉药注入脑脊液后，重比重液向低处移动，轻比重液向高处移动，等比重液即停留在注药点附近。所以坐位注药时，轻比重液易向头侧扩散，使麻醉平面过高；而侧卧位手术时（如全髋置换术），选用轻比重液可为非下垂侧提供良好的麻醉。但是体位的影响主要在5～10分钟内起作用，超过此时限，药物已与脊神经充分结合，体位调节的作用就会消失。脊椎的四个生理弯曲在仰卧位时，$L_3$最高，$T_6$最低，如果经$L_{2\sim3}$间隙穿刺注药，患者转为仰卧后，重比重药物将沿着脊柱的坡度向胸段移动，使麻醉平面偏高；如果在$L_{3\sim4}$或$L_{4\sim5}$间隙穿刺，患者仰卧后，大部分重比重药液向骶段方向移动，骶部及下肢麻醉较好，麻醉平面偏低。因此腹部手术时，穿刺点宜选用$L_{2\sim3}$间隙；下肢或会阴、肛门手术时，穿刺点不宜超过$L_{3\sim4}$间隙。一般而言，注药的速度愈快，麻醉范围愈广；相反，注药速度愈慢，药物愈集中，麻醉范围愈小（尤其是等比重液）。一般以每5秒注入1mL药物为适宜。穿刺针斜口方向对麻醉药的扩散和平面的调节有一定影响，斜口方向向头侧，麻醉平面易升高；反之，麻醉平面不易过多上升。局部麻醉药的剂量对麻醉平面影响不大，Lambert 观察仰卧位时应用不同剂量的局部麻醉药，由于重比重液的下沉作用，均能达到相同的麻醉平面，但低剂量的麻醉强度和作用时间都低于高剂量组。

具体实际操作中，有人建议以 $L_1$ 麻醉平面为界。麻醉平面在 $L_1$ 以上，应选择重比重液，因这些患者转为水平仰卧位时，由于重力作用局部麻醉药下沉到较低的胸段（$T_6$），可达满意的麻醉效果；而需麻醉 $L_1$ 以下平面，可选用等比重液，因局部麻醉药停留在注药部位，使麻醉平面不致过高。在确定麻醉平面时，除了阻滞支配手术部位的皮区神经外，尚需阻滞支配手术的内脏器官的神经，如全子宫切除术，阻滞手术部位皮区的神经达 $T_{12}$ 即可，但阻滞支配子宫的神经需达 $T_{11}$、$T_{10}$，而且术中常发生牵拉反射，要阻滞该反射，麻醉平面需达 $T_6$，所以术中麻醉平面达 $T_6$，方能减轻患者的不适反应。

## 五、麻醉中的管理

蛛网膜下隙麻醉后，可能引起一系列生理扰乱，其程度与麻醉平面有密切关系。平面愈高，扰乱愈明显。因此，需切实注意平面的调节，密切观察病情变化，并及时处理。

### （一）血压下降与心率缓慢

蛛网膜下隙麻醉平面超过 T4 后，常出现血压下降，多数于注药后 15～30 分钟发生，同时伴心率缓慢，严重者可因脑供血不足而出现恶心呕吐、面色苍白、躁动不安等症状。这类血压下降主要是由于交感神经节前神经纤维被阻滞，使小动脉扩张，周围阻力下降，加之血液淤积于周围血管系，静脉回心血量减少，心输出量下降而造成。心率缓慢是由于交感神经部分被阻滞，迷走神经呈相对亢进所致。血压下降的程度，主要取决于麻醉平面的高低，但与患者心血管功能代偿状态以及是否伴有高血压、血容量不足或酸中毒等情况有密切关系。处理上应首先考虑补充血容量，如果无效可给予适量血管活性药物（去氧肾上腺素、去甲肾上腺素或麻黄碱等），直到血压回升为止。对心率缓慢者可考虑静脉注射阿托品 0.25～0.50mg 以降低迷走神经张力。

## （二）呼吸抑制

胸段脊髓麻醉引起肋间肌麻痹，可导致呼吸抑制，表现为胸式呼吸微弱，腹式呼吸增强，严重时患者潮气量减少，咳嗽无力，不能发声，甚至发绀，应迅速有效吸氧。如果发生全脊髓麻醉而引起呼吸停止、血压骤降或心搏骤停，应立即施行气管内插管人工呼吸、维持循环等措施进行抢救。

## （三）恶心呕吐

主要诱因包括：①血压骤降，脑供血骤减，呕吐中枢兴奋。②迷走神经功能亢进，胃肠蠕动增加。③手术牵引内脏。一旦出现恶心呕吐，应检查是否有麻醉平面过高及血压下降情况，并采取相应措施；或暂停手术以减少迷走刺激；或施行内脏麻醉，一般多能收到良好效果。若仍不能制止呕吐，可考虑使用异丙嗪或氟哌利多等药物镇吐。

## 六、连续蛛网膜下隙麻醉

连续蛛网膜下隙麻醉技术是通过放置于蛛网膜下隙的导管向其间断注射小剂量局部麻醉药物或镇痛药物产生和维持脊髓麻醉的方法。

1907 年这一概念首次由英国外科医师 Dean 提出。后续发现的连续脊髓麻醉引起的麻醉成功率低和感觉异常发生率高，硬脊膜穿破后头痛发生率高和神经系统并发症等限制了连续脊髓麻醉的应用。20 世纪 80 年代大量文献和报道提示连续脊髓麻醉节段扩散和维持的高度可控性好，小剂量局部麻醉药即可产生良好麻醉效果，血流动力学稳定，PDPH 发生率不高，特别适合于老年患者、高危患者的手术麻醉。连续脊髓麻醉微导管技术的应用同时降低了 PDPH 的发生率。然而，1991—1992 年 12 例使用微导管脊髓麻醉后出现马尾综合征及类似严重的神经系统并发症的连续报道导致美国食品药品监督管理局（FDA）于1992 年公布了禁止在美国使用 24G 腰麻微导管的禁令。直到 1996 年新型连续蛛网膜下隙麻醉导管针"Spinocath"研制成功，该技术再次得以研究推广。目前连续脊髓麻醉导管针设计均为内针芯设计，内针为 27G 腰穿针，外导管为27G 或 24G 导管，长约为 10cm，穿刺后腰麻针孔可完全被留置导管封闭，避免了脑脊液外漏，减少了 PDPH；导管内径满足药物注射与脑脊液回吸。其优点有：

1. 所用局部麻醉药、镇痛药剂量显著减少，麻醉平面可控性好，效果确切。避免过量局部麻醉药造成的全身毒性反应。

2. 缓慢分次给药对呼吸循环干扰小，血流动力学稳定，尤其适用于老年患者和心血管系统高风险患者的麻醉。

3. 可广泛应用于术后镇痛、癌痛及其他慢性疼痛的治疗。

4. 虽然有 PDPH 的发生，但随着细套管针技术应用，脑脊液的外漏情况减少，PDPH 发生率显著降低。

5. 留置于蛛网膜下隙的导管长度、方向，所用局部麻醉药的浓度及剂量的选择是影响马尾综合征等神经系统并发症出现的多种重要因素。

6. 连续蛛网膜下隙麻醉器具、导管必须严格无菌操作，严密观察控制导管留置情况和时间，可有效避免中枢神经系统感染等并发症。

连续蛛网膜下隙麻醉技术是一项非常有意义的技术，对其临床应用范围、效果有待更广泛更深入的探索。

# 第五章　复合麻醉技术

## 第一节　复合麻醉技术的分类

狭义的复合麻醉曾经又被称为平衡麻醉，是指在同一麻醉过程中为了达到理想的麻醉状态而同时或先后使用两种或两种以上的麻醉药物。复合麻醉与联合麻醉不同，后者是指在同一麻醉过程中同时或先后采用两种或两种以上的麻醉技术。广义的复合麻醉包括狭义的复合麻醉和联合麻醉的定义，即在同一麻醉过程中，为了达到满意的麻醉效果而同时或先后使用两种或两种以上的麻醉药物或（和）麻醉技术，最常见的有吸入与静脉复合全身麻醉、局部麻醉复合全身麻醉以及不同局部麻醉的复合。

### 一、复合局部麻醉技术

利用不同局部麻醉技术的优点，可形成多种不同的复合方式，临床常见的不同局部麻醉技术的复合包括①蛛网膜下隙联合硬脊膜外腔麻醉（CSEA）：主要用于膈肌平面以下部位的手术，其中以下腹部、下肢、盆腔、会阴部手术为主。②硬脊膜外腔复合区域神经阻滞麻醉：多用于手术引起内脏牵拉反射或硬脊膜外腔麻醉效果不佳时的辅助方法。例如硬膜外阻滞下行胆囊切除术，出现严重的胆心反射时，联合胆囊颈部的局部浸润麻醉；硬膜外麻醉下，妇科子宫颈操作时出现迷走反射时，联合阴部神经阻滞等。③硬脊膜外腔复合局部浸润麻醉：多用于硬脊膜外腔阻滞麻醉不够完善或尚未完全显效时，或患者病情危重而又不宜在硬膜外腔内注入足够剂量的局部麻醉药时使用。④神经阻滞麻醉复合表面麻醉：常见于眼科麻醉。⑤神经阻滞复合区域阻滞麻醉：例如上肢手术行臂丛阻滞效果欠佳时，可联合区域阻滞。

## 二、局部麻醉复合全身麻醉技术

局部麻醉根据局部麻醉药作用的周围神经范围，分为表面麻醉、局部浸润麻醉、区域阻滞、椎管内阻滞，根据需要，静脉或吸入全身麻醉可以单独或联合与这些非全身麻醉方法复合，形成连续硬膜外麻醉与静吸复合麻醉复合、连续硬膜外麻醉与静脉全身麻醉复合、连续硬膜外麻醉与吸入全身麻醉复合、神经阻滞与吸入全身麻醉复合、神经阻滞与静脉全身麻醉复合等多种麻醉方法，临床上最常见的是硬膜外麻醉与全身麻醉复合。

## 三、静吸复合全身麻醉技术

根据诱导和维持时使用的麻醉方法，可分为静脉麻醉诱导、吸入麻醉维持，吸入麻醉诱导、静脉麻醉维持，静脉麻醉诱导、静吸复合麻醉维持；静吸复合诱导、静吸复合维持等多种方法。临床上常用静脉麻醉诱导、静吸复合麻醉或吸入麻醉维持。随着吸入麻醉药物的进步，吸入麻醉诱导或复合麻醉诱导的使用也在日益增多。

# 第二节　复合麻醉的特点

## 一、复合麻醉的优缺点

复合麻醉不仅可避免单一麻醉方法所致的用药量大、麻醉效果不满意、不良反应多、肌肉松弛作用难以达到满意暴露术野等问题，使麻醉过程达到镇痛、遗忘、肌肉松弛、自主反射抑制、生理功能稳定的满意水平，还充分利用各种麻醉药物和技术的优点，避免或减少各自的缺点和不足，从而大大提高围手术期的安全性。

（一）复合麻醉的优点

复合麻醉的主要目的在于充分利用不同麻醉方法和药物的优点，避免各自的缺点，以维持手术过程中患者的生理功能的稳定，因此具体不同麻醉方法或药物的复合又各自具有其优点，但总的说来复合麻醉具有以下优势。

1. 镇痛、镇静、催眠、遗忘等麻醉效果更完善。

2. 更有效地控制疾病、手术、心理等因素造成的应激反应，维持术中稳定的生理功能，以提高患者围手术期的安全性。

3. 麻醉诱导过程更加平稳、安全、可控。

4. 减少各种麻醉药物的用量，从而减少其不良反应。

5. 更好地满足不同手术的要求。

6. 术后苏醒更加平稳、迅速、完全。

7. 其他麻醉与硬膜外麻醉复合，可术后保留硬膜外导管进行术后镇痛。

8. 减少一定的麻醉费用。

### （二）复合麻醉的缺点

虽然复合麻醉有以上众多优点，临床应用也十分广泛，但在临床应用中也发现其不少的不足与局限，甚至使用不当时同样会导致严重后果。

1. 不同麻醉药物复合时，一些无益的药理效应也可能出现协同作用，例如阿片类与苯二氮类、阿片类与丙泊酚复合应用，呼吸和循环抑制更加明显。

2. 不同麻醉方法可能引起的并发症在复合应用时都可能出现，例如所有静脉麻醉和吸入麻醉可能出现的并发症，都可能出现于静吸复合麻醉中。

3. 由于复合用药，复合麻醉的深度判断缺乏肯定性标志，掌握不当可能导致患者术中知晓或延迟苏醒。局部麻醉与全身麻醉复合时，早期局部麻醉药中毒不易被发现。

4. 虽然全身麻醉的复合能使大多数患者的苏醒过程更加平稳和安全，但药物的相互复杂作用可能使苏醒期的临床表现也更趋复杂，比如静脉复合麻醉、静吸复合麻醉时，多种药物阈下剂量的残留作用相互叠加会出现"再抑制"现象。

5. 由于复合麻醉涉及多种麻醉药物、麻醉方法的复合，而不同麻醉药物、麻醉技术和方法对机体内环境有不同的扰乱，因此在选用复合麻醉药物和剂量、麻醉管理等方面对麻醉医师有较高的要求。

6. 基于上述原因，复合麻醉时要求麻醉医师更全面地监控患者的生命体征和麻醉深度，因此对麻醉硬件设施的要求较一般麻醉方法高。

## 二、复合麻醉的应用原则

复合麻醉的优点突出，其发展是现代麻醉向理想麻醉迈进的重要方式。但如前所述，各种麻醉药物、麻醉方法的复合也使麻醉本身更趋复杂化，应用不当将会导致严重后果，因此，在实施过程中应遵循一定的原则。

### （一）优化复合麻醉方法

不同的麻醉方法具有各自的优缺点，不同麻醉方法复合目的就是使之相互补充，弥补各自的不足，从而使麻醉效果更加完善。手术部位、手术创伤大小、患者全身情况、外科方面的要求、患者的要求等是不同麻醉方法复合时以何种方法为主进行复合的选择依据。

### （二）合理选用麻醉药物和剂量

复合麻醉常常涉及多种麻醉药物，而各种药物具有不同的药代动力学和药效动力学，药物之间又存在比较复杂的相互作用关系。在选用复合麻醉药物时，首先要深刻了解每一种药物的药理学特点，并充分考虑药物间的协同、相加、拮抗作用以及配伍禁忌，根据患者的病理生理情况和手术的要求选择麻醉药物的种类和剂量。

### （三）优化复合用药

复合药物的种数越多，药物之间的相互作用越复杂，对机体的影响就越难以预料，不良反应的可能性也越高，并且在这种情况下，临床表现不典型，将增加判断和处理的困难，影响复合麻醉的安全性和可控性，相对增加患者围手术期间的危险性。在满足手术需要的前提下，原则上应尽量减少用药的种类，避免用药杂乱无章。

### （四）准确判断麻醉深度

麻醉深度的分期由于复合用药而缺乏肯定的标志，特别是在复合全身麻醉需要肌松药物作用的情况下更难以判断。因此应根据药物的药动学、药物之间的影响规律，以及循环、脑电的变化情况判断麻醉深度，合理使用麻醉药物，尽可能避免麻醉过深或过浅和由此对患者造成的不利影响。有条件的可以进行药物浓度监测。

（五）加强麻醉管理

复合麻醉可充分利用不同麻醉方法和药物的优点，减少药物的用量，减少不良反应，但复合麻醉时，不同的麻醉方法会引起不同的生理改变，多种麻醉药物的使用更增加了药物代谢的复杂性，药物间的相互作用和影响，可能使药物代谢规律发生改变，甚至出现意外的药物不良反应或累加不良反应。因此应做好麻醉前准备，注重麻醉期间的监护和管理，及时发现问题并予以适当处理，否则可能导致严重后果。

（六）坚持个体化原则

复合麻醉用药复杂，同时可能使用多种麻醉方法，而每位患者的具体情况又不同，所以在实际应用中必须坚持个体化原则，应根据手术部位、创伤大小、患者精神状况、全身一般情况、外科方面的要求等合理选用复合麻醉方式。

# 第三节　局部麻醉方法的复合

腰硬联合麻醉（CSEA）具有蛛网膜下隙阻滞和硬膜外间隙阻滞的双重特点，既有蛛网膜下隙阻滞起效快、阻滞效果好的优点，也可通过硬膜外置管提供长时间手术麻醉及术后镇痛。

CSEA 适用于下腹部的普外科和泌尿外科手术、髋关节手术、下肢手术、妇产科手术、肛门会阴部手术和术后镇痛。硬膜外间隙穿刺部位感染，或全身严重感染的患者不能应用 CSEA。活动性凝血障碍不能使用 CSEA。高血压、低血容量和心血管疾病患者应该避免应用 CSEA。脊髓损伤、缺血或有炎症的患者不宜使用 CSEA。

CSEA 有单点穿刺法和两点穿刺法。单点穿刺法多选择在 L2 ~ 3 或 L3 ~ 4 间隙穿刺，先用硬膜外间隙穿刺针进行硬膜外间隙穿刺，进入硬膜外间隙后，使用专用的蛛网膜下隙穿刺针通过硬膜外间隙穿刺针，刺破硬脊膜进入蛛网膜下隙，并注入局部麻醉药物，退出蛛网膜下隙穿刺针后经硬膜外穿刺针进行硬膜外置管。两点穿刺法则是根据手术部位不同来选择某一间隙实施硬膜外间隙穿刺置管，然后再选择 L2 ~ 3 或 L3 ~ 4 间隙穿刺实施 CSEA，方法与单点法相同。

# 第四节 局部麻醉复合全身麻醉

是近年来开展的一类新的麻醉方法，充分保留了局部和全身麻醉各自的优点，可以在较浅的全身麻醉状态下保持较好的麻醉效果。

## 一、硬膜外麻醉复合全身麻醉

1. 优点：①硬膜外阻滞可有效地阻断手术伤害性刺激和减缓应激反应，但又是一种不完善的麻醉，常发生迷走神经反射或手术牵拉反射，平面过高可抑制呼吸，肌松效果不理想。静脉或静吸复合全身麻醉可使患者意识消失、顺行性遗忘，能保证有效通气和肌肉松弛效果，全身麻醉达到一定的深度还能有效阻断伤害性刺激引起的不良躯体反应。两种麻醉方法复合，可减少应激反应，提高麻醉质量。②明显减少硬膜外和全身麻醉用药量，减少不良反应。③苏醒快、拔管早，术后躁动发生率低。④方便术后镇痛，避免剧痛对康复的不利影响。⑤有利于术后呼吸功能的维护。⑥术中维持心肌氧供需平衡，对冠心病患者有利。

2. 缺点：①操作较复杂费时。②增加创伤和发生硬膜外阻滞并发症的可能。③麻醉深度掌握不好反而易造成生命体征波动，出现低血压等心血管抑制作用，尤其在全身麻醉诱导前硬膜外局部麻醉药用量掌握不好时。④过度追求"浅麻醉"，有可能造成术中知晓。⑤麻醉期间体液用量增加，可能造成水钠潴留。

3. 适应证：凡是在单纯硬膜外麻醉下能够完成的手术，即颈以下部位的手术均为其适应证，尤其是针对胸腰段的手术，硬膜外麻醉复合全身麻醉不仅能保证患者的安全、满足手术的需要，而且取得了良好的临床效果。

4. 禁忌证：绝对禁忌证同硬膜外阻滞。相对禁忌证则包括各种短小手术，不必采用复杂的硬膜外麻醉复合全身麻醉。

5. 操作方法：一般根据手术部位选择相应的脊髓节段进行硬膜外间隙穿刺置管，待穿刺成功或硬膜外间隙注药出现阻滞平面后，再进行全身麻醉的诱导。具体操作方法与单纯硬膜外穿刺、全身麻醉诱导过程相同。

6. 药物的使用

（1）局部麻醉药的使用：硬膜外局部麻醉药种类和浓度应根据手术的部位、患者情况、手术对麻醉的要求以及硬膜外麻醉在麻醉维持中的作用而进行选择。在胸外科的肺叶切除、纵隔手术和食管手术等手术中，硬膜外麻醉居次要地位，采用复合麻醉的主要目的是减少全身麻醉药可能给机体带来的不利影响，同时也有利于术后镇痛，因此可选用肌肉松弛作用相对较弱而时间维持相对较长的局部麻醉药，如较低浓度丁哌卡因（0.25% ~ 0.375%）、罗哌卡因单独或与低浓度利多卡因混合使用。而在硬膜外麻醉起主导作用的中上腹手术，如胃、肝、胆、脾、胰等，复合麻醉的主要目的是利用全身麻醉来消除患者心理精神因素对患者和手术的影响，可按单纯硬膜外麻醉来选用局部麻醉药的种类及浓度。而全身麻醉的维持则只需要满足镇静和耐受气管插管的麻醉深度。

（2）全身麻醉药的使用

1）硬膜外麻醉与静吸全身麻醉复合：按照全身麻醉的要求给予足量的术前抗胆碱药及镇静药。诱导一般采用静脉麻醉药、麻醉性镇痛药和肌肉松弛药，其中麻醉性镇痛药可酌情减少。气管插管后，维持阶段可用吸入复合静脉麻醉药，其吸入麻醉药的浓度和静脉麻醉药的用量可根据心率、血压的情况进行调节。可采用间断吸入或连续低流量吸入的方式，复合持续输注、靶控输注或间断输注静脉麻醉药。由于硬膜外麻醉已具有较好的镇痛和肌肉松弛作用，在麻醉维持过程中，镇痛药和肌肉松弛药用量要减少一半以上。对创伤不太大的手术，甚至不追加麻醉性镇痛药。在主要手术步骤完成后，就可以考虑停止全身麻醉药，一般手术结束后患者可及时苏醒，此时可安全拔管。

2）硬膜外麻醉与静脉全身麻醉复合：基本使用范围与上述方法相同。这种复合麻醉方法可分为气管插管和非气管插管两种情况。气管插管的方法是在麻醉诱导和维持阶段全部使用静脉麻醉药，而不使用吸入麻醉药。非气管插管的方法包括硬膜外麻醉复合神经安定镇痛药和基础麻醉复合硬膜外麻醉。前者一般用于中、下腹部手术，如阑尾炎切除术、肠梗阻肠端切除术或下肢手术等。后者适用于患者不能配合的手术和麻醉的小儿患者，一般先行氯胺酮基础麻醉，再进行硬膜外麻醉，主要用于婴幼儿手术，但目前应用此方法有减少趋势，大多在此基础上置入喉罩。

7. 注意事项

（1）避免全身麻醉诱导与硬膜外麻醉峰效应重叠，以减少对循环功能的抑制，但有时也利用这一点来减轻插管时的心血管反应。在时间较充裕的情况下，应先给予硬膜外试验量，确定有麻醉平面后再实施全身麻醉为佳。

（2）应避免同时追加全身和硬膜外麻醉药，从而避免由此引起的生命体征的波动。

（3）手术过程中应根据病情变化、手术需要等相应调节全身和硬膜外麻醉各自在麻醉过程中的地位。

（4）全身和硬膜外麻醉用药量均相应减少，避免麻醉过深引起苏醒延迟，但同时也要避免麻醉过浅、术中知晓的发生。有研究表明，椎管内神经阻滞也显示有直接镇静效应，能够显著降低同等镇静所需的药量，在保证足够的麻醉深度下，利多卡因椎管内麻醉可降低七氟醚用量的34%；行硬膜外阻滞抑制伤害性刺激所引起的运动反应时所用的利多卡因的量可使七氟醚的 MAC 减少50%。有条件的可运用脑电双频指数（BIS）、脑电非线性指数（ENI）等手段进行麻醉深度监测，从而在保证麻醉需要的前提下减少麻醉药用量。

（5）麻醉诱导和维持方法以及用药不应千篇一律，应根据手术的需要、患者的病理生理特点及变化等灵活使用。

## 二、其他局部麻醉复合全身麻醉

如臂丛和颈丛神经阻滞等与吸入或静脉全身麻醉复合，常用于局部麻醉效果不佳、患者过度紧张、小儿等患者不能配合时。在给予足够量的静脉或吸入麻醉药后，应注意保持呼吸道通畅，必要时仍应进行气管插管或置入喉罩，以策安全。

# 第五节　吸入与静脉复合全身麻醉

吸入与静脉复合全身麻醉又称为静吸复合麻醉，如前所述，具体方法有多种。由于静脉麻醉起效快、维持时间短、对呼吸道无刺激性、患者舒适易接受，而吸入麻醉的深度易于控制和管理，故临床上常采用静脉麻醉诱导，吸入麻醉或静吸复合麻醉维持，术前准备与一般的全身麻醉相同。随着七氟醚等新型吸入麻醉药的出现，吸入麻醉诱导或静吸复合诱导在临床上的应用也逐渐增多。

## 一、麻醉诱导

1. 静脉诱导 一般采用静脉全身麻醉药、麻醉性镇痛药和肌肉松弛药复合，静脉全身麻醉药多为丙泊酚 1.5~2.5mg/kg 或咪达唑仑 0.02~0.05mg/kg。麻醉性镇痛药以芬太尼为主，诱导剂量一般为 2~4μg/kg，也可用舒芬太尼、瑞芬太尼、阿芬太尼以及依诺伐等。肌肉松弛药除经典的琥珀胆碱外，维库溴铵、泮库溴铵、罗库溴铵、阿曲库铵等用于静脉麻醉诱导也逐渐增多。这些新型的非去极化肌肉松弛药不仅起效快、效果好、无不良反应，还具有中时效的肌肉松弛效果，因此在临床应用逐渐广泛。

2. 吸入、静吸复合诱导 由于费用高、操作复杂、患者不易接受等原因，这两种方法在临床应用相对有限，前者主要用于小儿麻醉，后者用于气管插管困难的患者。有研究观测意识消失时间、诱导期间呼吸暂停发生率、诱导并发症、第一次喉罩插入成功率、患者满意度等指标，将七氟醚和丙泊酚的诱导效果进行比较，经 Meta 分析后表明，七氟醚和丙泊酚具有相似的诱导效应，但由于七氟醚导致患者术后恶心呕吐发生较频繁、患者不满意倾向稍多，丙泊酚作为理想的麻醉诱导药仍然更具优势。

## 二、麻醉维持

1. 吸入麻醉维持 气管插管后，用吸入麻醉药维持麻醉。一般吸入 1~2MAC 的挥发性麻醉药，常用恩氟烷和异氟烷，吸入浓度为 2%~3%，可同时吸入 50%~66% 的氧化亚氮，麻醉效果更好。目前已有麻醉效能更强、不良反应更小的挥发性麻醉药七氟烷和地氟烷用于临床。

2. 静脉麻醉维持 在麻醉诱导成功后主要依靠静脉麻醉药、麻醉性镇痛药、肌肉松弛药维持麻醉，如吗啡或芬太尼复合麻醉、氯胺酮静脉复合麻醉以及神经安定镇痛麻醉等。目前临床上常用的使用丙泊酚复合瑞芬太尼进行靶控输注是较为理想的静脉麻醉维持方式。

3. 静吸复合麻醉维持 为目前国内常用的方法之一。此法或以吸入麻醉为主，辅以静脉麻醉或静脉复合麻醉；或以静脉麻醉或静脉复合麻醉为主，辅以吸入麻醉。例如，临床上常用的异氟醚丙泊酚（或咪达唑仑）－芬太尼（或瑞芬太尼）－维库溴铵复合模式中，异氟醚 $1\% \sim 2\%$ 吸入，丙泊酚 $2 \sim 4mg/$（kg·h）或咪达唑仑，维库溴铵间断静脉注射以维持麻醉。其中异氟醚和丙泊酚使患者意识消失，芬太尼提供镇痛，咪达唑仑可保证患者术中无记忆，维库溴铵使手术区域及呼吸肌肉松弛，从而便于手术和人工呼吸，同时可通过调节吸入麻醉药的浓度以维持适宜的麻醉深度。

## 三、注意事项

1. 实施静脉复合麻醉，应充分掌握各种麻醉药的药动学、药效学及不良反应，同时应掌握药物之间的相互作用，根据需要有时避免药物的协同效应，有时利用药物间的拮抗作用，或反之。根据患者的病情及手术要求合理选用不同静吸麻醉的复合方式，尽可能以最少的麻醉药用量达到最理想的麻醉效果，并将各种麻醉药的不良反应控制在最小范围，不能盲目扩大药物的适应证，做到合理、安全用药。

2. 为了确保患者安全，除短小手术、不用肌肉松弛药的手术外，实施静吸复合麻醉时均应进行气管内插管。

3. 静吸复合麻醉时，经典的乙醚麻醉分期已不适用，必须结合多种征象进行综合判断，有条件的可应用麻醉深度监测仪，如 BIS、ENI 等。必须确保在一定的麻醉深度下使用肌松药，以避免术中知晓的发生。

4. 所有静脉和吸入麻醉可能出现的并发症都可能出现于静吸复合麻醉，因此，应高度警惕各种相关并发症的出现。

5. 静吸复合麻醉时药物的相互作用可能使苏醒期的临床表现更为复杂，应严格把握气管内导管的拔管指征，警惕多种药物残留作用叠加而至"再抑制"现象。

6. 为了使麻醉维持和苏醒衔接紧密，应根据各种药物的药效学特点及时停用长效的药物，而改用七氟烷、地氟烷、氧化亚氮、丙泊酚、瑞芬太尼等苏醒迅速的麻醉药，手术结束时再停用这些短效药物，使患者迅速而平稳地苏醒。

# 第六章　神经外科手术麻醉

## 第一节　颅内动脉瘤手术麻醉

在脑卒中的病例中，约15%~20%是脑出血性疾病。动脉瘤是造成自发性蛛网膜下隙出血（SAH）的首要原因，约75%~85%的SAH是由颅内动脉瘤破裂引起，其中20%存在多发性动脉瘤。

颅内动脉瘤好发于颅内大血管的分叉处，表现为血管壁的囊性扩张。据估算动脉瘤患病率为2 000/10万人。国际研究的最新报道称，动脉瘤破裂的发生率很低，每年动脉瘤破裂所致的SAH发病率为12/10万人。SAH的危险性随着年龄的增加而增加，主要发病年龄集中在30~60岁，平均初发年龄55岁，女性居多，男女比例为1：1.6。在北京天坛医院近年的麻醉记录中，30~60岁的患者占到了80%，最小11岁，最大76岁。

### 一、动脉瘤病理特点

与颅内动脉瘤相关的疾病包括常染色体显性遗传的多囊肾病、纤维肌性发育不良、马方综合征、Ⅳ型Ehlers – Danlos综合征（遗传性皮肤和关节可过度伸展的综合征）和脑动静脉畸形。估计在常染色体显性遗传的多囊肾病患者中，5%~40%有颅内动脉瘤，10%~30%有多发性动脉瘤。

颅内动脉瘤多发生在血管分叉处或Wills环周围。大约90%的颅内动脉瘤位于前循环，常见部位是大脑前动脉与前交通动脉分叉处，颈内动脉与后交通分叉处，大脑中动脉两分叉处或三分叉处。后循环动脉瘤的常见位置包括椎动脉与基底动脉分叉处，椎动脉与大脑后动脉分叉处及基底动脉顶部。

动脉瘤多数是囊状或浆果形的，少数是感染性动脉瘤、外伤性动脉瘤、夹层动脉瘤、梭形动脉瘤或肿瘤相关性动脉瘤。根据动脉瘤直径的大小可将其分为小动脉瘤（<0.5cm）、中等动脉瘤（0.5~1.5cm）、大动脉瘤（1.5~2.5cm）、巨大动脉瘤（>2.5cm）。

## 二、动脉瘤病理生理学特点

动脉瘤破裂时，动脉与蛛网膜下隙相交通，导致局部 ICP 与血压相等，引起突然剧烈的头痛和短暂的意识丧失。血液流入蛛网膜下隙导致脑膜炎、头痛及脑积水。神经受损表现为意识障碍及局灶神经系统定位体征。单纯的脑神经麻痹可能为原发性损伤所致的神经失用症。

动脉瘤首次破裂出血时会有约 1/3 的患者死亡或出现严重的残疾，在幸存者中仅有 1/3 的患者神经功能恢复正常。虽然有经验的外科医师手术死亡率低于10%，但再出血及脑血管痉挛等非手术相关并发症仍会很严重。表6-1是世界神经外科医师联盟（WFNS）委员会的 SAH 分级。

表 6-1　世界神经外科医师联盟（WFNS）委员会的 SAH 分级

| WFNS 分级 | GCS 评分 | 运动障碍 |
| --- | --- | --- |
| I | 15 | 无 |
| II | 14~13 | 无 |
| III | 14~13 | 有 |
| IV | 12~7 | 有或无 |
| V | 6~3 | 有或无 |

SAH 会引起广泛交感兴奋，导致高血压、心功能异常、心电图 ST 段改变、心律失常及神经源性肺水肿。SAH 后，卧床休息及处于应激状态会引起患者血容量不足，常出现电解质紊乱如低钠血症、低钾血症及低钙血症，并需及时纠正。大约有30%的患者出现低钠血症，可能由脑盐耗综合征（CSWS）或抗利尿激素分泌异常综合征（SIADH）引起。

对于曾有过 SAH 和正处在 SAH 恢复期的脑动脉瘤患者，麻醉处理稍有不同。SAH 患者可能会发生多种并发症，包括心功能不全、神经源性或心源性肺水肿、脑积水，以及动脉瘤再出血，其中动脉瘤再出血是最严重的并发症。动脉瘤破裂后最初两周内未行手术者再出血的发生率为30%~50%，而死亡率大于50%。

　　脑血管痉挛（CVS）仍是 SAH 患者致残致死的主要原因。脑血管造影显示 60% 的患者出现血管痉挛，但仅有 50% 的患者有临床症状，表现为逐渐加重的意识障碍（为全脑血流灌注不足的表现），随后出现局灶神经定位体征。这与 SAH 的量、部位以及患者的临床分级有关。目前为止确切的病因仍未知晓，但可能与氧合血红蛋白及其代谢产物有关。经颅多普勒是床旁诊断 CVS 的有效辅助检查方法。CVS 时脑血流速度大于 120cm/s，随 CVS 加重脑血流速降低。尼莫地平是治疗及预防 CVS 的有效药物。血管造影表明尼莫地平并未缓解血管痉挛，可能源于其脑保护作用。目前，治疗措施包括高血容量、高血压、高度血液稀释疗法（3H 疗法）。这种方法的目的是提高心排血量、改善血液流变性及增加脑灌注压（CPP）。大约有 70% 的患者可通过 3H 疗法逆转 CVS 所致的缺血性神经功能缺损。

### 三、动脉瘤的治疗

　　动脉瘤破裂后血液流入蛛网膜下隙，导致剧烈头痛、局部神经功能障碍、嗜睡和昏迷。出血后幸存的患者，应进行手术或者血管内介入治疗避免再出血。此外，对于意外发现脑动脉瘤的患者，应采取干预措施以减少 SAH 的风险，包括开颅动脉瘤夹闭术和血管内栓塞术。

　　1. 治疗原则　从未破裂的小动脉瘤（<0.5cm）发生破裂出血的概率很低（每年 0.05%～1%），可以通过定期影像学检查监测变化。已破裂出血动脉瘤再次出血的概率是上述情况的 10 倍，应进行治疗。目前主要有两种治疗方法，即开颅动脉瘤夹闭术和血管内弹簧圈栓塞术。动脉瘤颈夹闭术是过去 50 年直至目前治疗动脉瘤的"金标准"。

　　Glasgow 昏迷评分和 Hunt－Hess 分级（表 6－2）是评估患者的神经功能的常用指标。Hunt－Hess 分级与患者预后相关度极高。术前分级为 Ⅰ～Ⅱ级的患者经手术治疗，其预后明显好于分级较高的患者。动脉瘤手术的最佳时间取决于患者的临床状态及其他相关因素。临床状态良好的患者应早期手术（即 SAH 后 48～96 小时之内）。早期手术时手术致残率增加，而血管痉挛和再出血的发生率要明显降低。而对困难部位的大动脉瘤及临床状态较差的患者应延迟手术（即 SAH 后 10～14 天）。目前，血管内介入治疗在动脉瘤治疗中占据了很高比例，一些患者可能在脑血管造影术后立即进行血管内弹簧圈栓塞治疗，对于那些有全身并发症或 Hunt – Hess 分级较高的患者，这种创伤小的治疗方法更适合。

表 6 – 2　SAH 的 Hunt – Hess 分级

| 评分 | 描述 |
| --- | --- |
| 0 级 | 动脉瘤未破裂 |
| 1 级 | 无症状，或轻度头痛，轻度颈项强直 |
| 2 级 | 中等至重度头痛，颈项强直，除脑神经麻痹无其他神经功能损害 |
| 3 级 | 嗜睡或谵妄，轻度定向障碍 |
| 4 级 | 昏迷，中等至重度偏瘫 |
| 5 级 | 深昏迷，去脑强直，濒死表现 |

2. 内科治疗　安静、卧床。降低 ICP，调控血压，预防 CVS，纠正低钠血症，改善全身状况，适当镇静、止吐，预防再出血。

3. 血管内介入治疗　神经介入医师通过动脉导管到达动脉瘤病变部位，填入弹簧圈栓塞动脉瘤。血管内治疗需要选择适合栓塞的动脉瘤，弹簧圈一旦植入就能使动脉瘤稳定下来。随着医疗技术的进步，在载瘤动脉上邻近动脉瘤的部位植入支架，可扩大适合进行血管内治疗的动脉瘤的范围。

介入手术创伤小，但是它与开颅手术具有同样严重的并发症，包括再出血、卒中和血管破裂。尽管介入手术的刺激特别小，但仍需要全身麻醉。应该尽量避免喉镜置入时的高血压反应及术中患者的任何体动，避免影响弹簧圈在血管内的植入。应该避免过度通气，因为过度通气将减少 CBF，使弹簧圈更难到达动脉瘤病变区域。手术中常规使用肝素，其目的是减少与动脉导管相关的血栓栓塞并发症的出现。应准备好鱼精蛋白，以备动脉瘤破裂或发生渗漏时使用。若神经介入治疗失败，应该迅速转移到手术室进行开颅手术。

4. 外科治疗　开颅手术治疗包括动脉瘤夹闭术、载瘤动脉夹闭及动脉瘤孤立术、动脉瘤包裹术等。

### 四、颅内动脉瘤的麻醉

颅内动脉瘤麻醉管理的目标是控制动脉瘤的跨壁压力差，同时保证足够的脑灌注及氧供并避免 ICP 的急剧变化。另外还应保证术野暴露充分，使脑松弛，因为在手术早期往往出现脑张力增加及水肿。动脉瘤跨壁压力差（TMP）等于瘤内压（动脉压）减去瘤外周压（ICP）。在保证足够脑灌注压的情况下而不使动脉瘤破裂，在动脉瘤夹闭前，血压不应超过术前值。SAH 分级高的患者 ICP 往往增高。另外，脑血肿、脑积水及巨大动脉瘤也会使 ICP 增高。在硬膜剪开之前应缓慢降颅压，因为 ICP 迅速下降会使动脉瘤 TMP 急剧升高。

1. 术前准备　脑动脉瘤的内科治疗包括控制继续出血、防治 CVS 等。治疗方案要根据患者的临床状态而定，包括降低 ICP，控制高血压，预防治疗癫痫，镇静、止吐，控制精神症状。SAH 患者可出现水及电解质紊乱，心律失常，血容量不足等，术前应予纠正。除完成相关的脑部影像学检查，术前准备需要完善的检查包括血常规，心电图，胸部 X 光片，凝血功能，血电解质，肝、肾功能，血糖，等等。完成交叉配血试验，对于手术难度大或巨大动脉瘤，应准备足够的血源，并备自体血回收装置。一些患者 ECG 会显示心肌缺血，高度怀疑心肌损害的患者可以行血清心肌酶和超声心动图检查，必要时请相关科室会诊。

2. 麻醉前用药　对于高度紧张的患者可适当应用镇静剂，但应结合患者具体情况而定，尤其对于有呼吸系统并发症的患者。术前抗胆碱药物的选择要根据患者心率等情况决定，除非患者心动过缓，一般不选择阿托品，因其可使心率过快，增加心脏负担。

3. 麻醉监测　常规监测包括心电图、直接动脉压、脉搏氧饱和度、呼气末二氧化碳分压、经食管核心体温监测、尿量等。对于临床分级差的患者，最好在麻醉诱导前进行直接动脉压监测，对于患有明显的心脏疾病的患者需要监测其中心静脉压。出血较多者，进行血细胞比容、电解质、血气分析的检查，指导输血、治疗。对于有些患者需要监测脑电图、体感或运动诱发电位。但至今无前瞻性临床试验表明神经功能监测的有效性。

4. 麻醉诱导　麻醉诱导应力求血流动力学平稳，由于置喉镜、插管、摆体位及上头架等操作的刺激非常强，易引起血压升高而使动脉瘤有破裂的危险，因此在这些操作之前应保证有足够的麻醉深度、良好的肌松，并且血压应控制在合适的范围。对于老年患者或体质较差者可以选择依托咪酯，为防止出现肌阵挛，可预先静注小剂量咪达唑仑或瑞芬太尼。丙泊酚具有诱导迅速平稳，降低 CBF、ICP 和 $CMRO_2$，不干扰脑血管自动调节和 $CO_2$ 反应性等特点，是目前诱导用药的首选。选择起效较快的非去极化肌肉松弛药，如罗库溴铵可以迅速完成气管插管。另外，在上头钉的部位行局部浸润麻醉是一种简单有效的减轻血流动力学波动的方法。若 ICP 明显升高或监测体感诱发电位时宜选用全凭静脉麻醉。

5. **麻醉维持**  麻醉维持原则是保持正常脑灌注压，防治脑缺氧和水肿，降低跨壁压，保证足够的脑松弛，为术者提供良好的手术条件，同时兼顾电生理监测的需要。

全诱导后不同阶段的刺激强度差异可导致患者的血压波动，在进行摆体位、上头架、切皮、去骨片、缝皮这些操作时，应保持足够的麻醉深度。切皮前用长效局部麻醉药行切口部位的局部浸润麻醉。术中如不需要电生理监测，静吸复合麻醉可以达到满意的麻醉效果。

减小脑容积可以使术野暴露更充分，使脑松弛，为夹闭动脉瘤提供便利。为了保持良好的脑松弛度，术前腰穿置管用于术中脑脊液引流是动脉瘤手术较常用的方法，术中应与术者保持良好沟通，观察引流量，及时打开或停止引流。为避免脑的移位及血流动力学改变，引流应缓慢，并需控制引流量。维持 $PaCO_2$ 在 $30 \sim 35mmHg$ 有利于防止脑肿胀，也可以通过静注甘露醇 $0.5 \sim 1g/kg$ 或合用呋塞米（$10 \sim 20mg$，静注）使脑容积减小。甘露醇的作用高峰在静注后 $20 \sim 30$ 分钟，判断其效果的标准是脑松弛度而非尿量。甘露醇可增加脑血流量，降低脑组织含水量。早期 ICP 降低可能说明脑血管代偿性收缩以使脑血流恢复正常。术中合理使用糖皮质激素及甘露醇，预防脑水肿，使用抗癫痫药物预防术后癫痫发作。

6. **麻醉恢复和苏醒**  对于无拔管禁忌的患者，术后早期苏醒有利于进行神经系统评估，便于进一步的诊断治疗。苏醒期常出现高血压。轻度高血压可以提高脑灌注，这对预防 CVS 有益。血压比术前基础值增高 $20\% \sim 30\%$ 时颅内出血的发生率增加，对有高血压病史的患者，苏醒及拔管期间可以应用心血管活性药物控制血压和心率，避免血压过高引起心脑血管并发症。术中使用短效阿片类镇痛药维持麻醉者，应在停药后及时追加镇痛药，可以选择曲马朵或小剂量芬太尼、苏芬太尼等，同时应注意药物对呼吸的抑制。预防性应用适宜的止吐药也可避免手术结束后患者出现恶心、呕吐，引起高血压。对术前 Hunt – Hess 分级为 3 ~ 4 级或在术中出现并发症的患者，术后不宜立即拔管，应保留气管导管回 ICU 并行机械通气。严重的患者术后需要加强心肺及全身支持治疗。

## 五、颅内动脉瘤麻醉的特殊问题

1. 诱发电位监测  大脑皮质体感诱发电位及运动诱发电位可用来监测大脑功能。通过诱发电位监测脑缺血可以指导外科操作及循环管理。进行神经生理监测时，首选全凭静脉麻醉，因为其对诱发电位描记的干扰较吸入麻醉小。运动诱发电位监测要求不使用肌肉松弛药，目前多联合应用丙泊酚和瑞芬太尼静脉麻醉，这样既能满足监测需要，也能很好地抑制呼吸以维持机械通气。

2. 术中造影  为提高手术质量，确保动脉瘤夹闭的彻底，术中造影是最有效的方法。动脉置管术中造影需在手术开始前放置导管，使手术时间延长，对患者创伤较大。术中吲哚菁绿荧光血管造影使显微手术操作和荧光血管造影可以同时进行。该技术一经出现，即在神经外科领域得到迅速推广。动脉瘤是否完全夹闭，载瘤动脉及其分支血管是否通畅等，通常在术者造影后 1 分钟以内即能做出判断。荧光剂注射后部分患者会出现几秒钟的脉搏血氧饱和度降低。少数患者可能出现对吲哚菁绿的过敏反应，应予以注意。

3. 载瘤动脉临时阻断术  在处理巨大动脉瘤或复杂动脉瘤时，为减少出血，便于分离瘤体，常会使用包括对载瘤动脉近端夹闭在内的临时阻断技术，阻断前应保持血压在 120 ~ 130mmHg 左右，以最大限度保证脑供血。

4. 预防脑血管痉挛  动脉瘤破裂 SAH 后，30% ~ 50% 的患者可出现 CVS，手术后发生率更高。预防措施包括维持正常的血压，避免血容量不足，围手术期静脉注射尼莫地平，动脉瘤夹闭后，局部使用罂粟碱或尼莫地平浸泡等。

5. 控制性降压  降低动脉瘤供血动脉的灌注压可以减小动脉瘤壁的压力并使手术时夹闭动脉瘤更易操作，另外，如果动脉瘤破裂，这方法会更易止血。但是目前，随着神经外科医师技术的提高，以往常用的控制性降压技术目前不再被常规使用。低血压虽然有助于夹闭动脉瘤，但可能破坏脑灌注，尤其是在容量不足的情况下，使 CVS 发生率增加导致预后不良。大多数神经外科医师采用暂时夹闭动脉瘤邻近的供血动脉的方法达到"局部降低血压"的效果。有些是 3~5 分钟短期多次夹闭，但另外一些医师发现多次夹闭可能会损伤血管而选择 5~10 分钟的时间段。血压应保持在正常范围或稍高于正常水平以增大其他部位的血流量，但应避免暂时夹闭后尚未处理的动脉瘤直接处于血压过高的状态。

6. 术中动脉瘤破裂　术中一旦发生动脉瘤破裂，必须迅速补充血容量，可采用短暂控制性降压，以减少出血。如短时间内大量出血，会使血压急剧下降，此时可适当减浅麻醉，快速补液。输血首先选择术野回收的红细胞，其次可以适当补充异体红细胞及新鲜血浆。如血压过低可以使用血管收缩药维持血压。出血汹涌时可以采用两个负压吸引器同时回收血液，注意肝素的滴速，避免回收血凝固，回收的红细胞可加压输注。已有的大量病例证实，术野自体血液回收是挽救大出血患者生命的有力措施，术前应做好充分准备。

7. 低温　低温麻醉会使麻醉药代谢降低，苏醒延迟，增加术后心肌缺血、伤口感染及寒颤发生率。在研究中采用低温麻醉实施动脉瘤夹闭术并未发现有益。

# 第二节　颈动脉内膜剥脱术的麻醉

近年来，脑血管疾病和脑卒中是仅次于心脏病和肿瘤的第三大死亡原因。有报道称，30%~60% 的缺血性脑血管病的发生归因于颈动脉狭窄。颈动脉内膜剥脱术（CEA）作为治疗颈动脉狭窄的金标准一直沿用至今。颈动脉狭窄通常是由动脉硬化性疾病引起，患者在围手术期存在各种并发症，最危险的是源于心脑血管的并发症。因此，麻醉医师要了解相关知识，重点考虑对患者理想的围手术期管理，包括患者的选择，麻醉技术、脑功能监测和脑保护。

## 一、CEA 手术适应证和禁忌证

1. 手术适应证

（1）短暂性脑缺血发作（TIA）：①多发 TIA，相关颈动脉狭窄。②单次 TIA，相关颈动脉狭窄≥70%。③颈动脉软性粥样硬化斑或有溃疡形成。④抗血小板治疗无效。⑤术者以往对此类患者手术的严重并发症（卒中和死亡）率

<6%。

（2）轻、中度卒中：相关颈动脉狭窄。

（3）无症状颈动脉狭窄：①狭窄 ≥70%。②软性粥样硬化斑或有溃疡形成。③术者以往对此类患者手术的严重并发症率 <3%。

2. 手术禁忌证

（1）重度卒中，伴意识改变和（或）严重功能障碍。

（2）脑梗死急性期。

（3）颈动脉闭塞，且闭塞远端颈内动脉不显影。

（4）持久性神经功能缺失。

（5）6 个月内有心肌梗死，或有难以控制的严重高血压、心力衰竭。

（6）全身情况差，不能耐受手术。

3. 手术时机

（1）择期手术：①短暂性脑缺血发作。②无症状性狭窄。③卒中后稳定期。

（2）延期手术：①轻、中度急性卒中。②症状波动的卒中。

（3）急诊（或尽早）手术：①颈动脉重度狭窄伴血流延迟。②颈动脉狭窄伴血栓形成。③TIA 频繁发作。④颈部杂音突然消失。一旦发现异常 EEG 或任何神经功能改变的征兆，必须立即进行干预，以防发生永久性脑损伤。

## 二、术前评估及准备

1. 病史

（1）了解患者既往脑梗死面积、时间等，病变部位和程度，对侧颈动脉病变和 Willis 环是否完整。

（2）了解患者心肺功能、手术耐受性等。近期脑梗死发作、冠状动脉供血不足、慢性阻塞性肺疾病、双侧颈内动脉严重狭窄、对侧颈内动脉闭塞、颈动脉分叉位置高和 Willis 环不完整的患者被认为是颈动脉手术的高危患者。

2. 术前检查

（1）心脏超声检查：动脉硬化病变具有全身性、进行性加重的特点。CEA 术患者常常患有冠状动脉硬化性心脏病，也是患者早期和晚期死亡的首要原因。

（2）肺功能检查。

（3）双侧颈动脉多普勒超声。

（4）CTA、DSA 和 Willis 环检查明确诊断和评估手术风险和疗效。

3. 增加手术风险的因素

（1）内科危险因素：如心绞痛、6 个月内心肌梗死、充血性心力衰竭、严重高血压（＞180/110mmHg）、慢性阻塞性肺疾病、年龄＞70 岁、严重糖尿病等。

（2）神经科危险因素：进行性神经功能缺损、术前 24 小时内新出现神经功能缺损、广泛性脑缺血、发生在术前 7 天之内的完全性脑梗死、多发脑梗死病史、不能用抗凝剂控制的频繁 TIA（逐渐增强 TIA）。

（3）血管造影的危险因素：对侧颈内动脉闭塞、虹吸部狭窄、血栓在颈内动脉远端延伸＞3cm 或在颈总动脉近端延伸＞5cm、颈总动脉分叉在 C2 水平并伴短且厚的颈部、起源于溃疡部位的软血栓、颈部放疗病史。

4. 术前准备

（1）改善心脏功能：颈动脉狭窄的患者常伴有冠状动脉狭窄，术前检查若有严重心肌缺血，应做心血管造影，排除冠状动脉狭窄，并行介入治疗后再行 CEA，以防止术后出现心功能不全和心搏骤停，降低死亡率。心脏治疗药物服到手术当日，如无禁忌阿司匹林不停药。

（2）控制血压和血糖：有效的抗高血压治疗可以改善脑血流，恢复脑的自动调节机制，术前宜将血压控制在理想范围，但应避免快速激烈的降压治疗，否则可损伤脑的侧支循环，加重脑局部缺血。

### 三、麻醉方法

CEA 术麻醉管理原则在于保护心、脑等重要器官不遭受缺血性损害，维护全身及颅脑循环稳定，消除手术疼痛和缓解应激反应，保证患者术毕清醒以便进行神经学检查。CEA 术可以在全身麻醉、区域阻滞或局部浸润麻醉下进行。

1. 区域麻醉　颈动脉剥脱术的麻醉需要阻滞 $C_{2~4}$ 的神经根。有报道称应用颈部硬膜外阻滞及局部浸润麻醉，但最主要的麻醉方法是颈浅丛及颈深丛阻滞，可以单独或联合应用。此种麻醉方法的优点在于：可实时对清醒患者的神经功能进行连续评估，避免使用昂贵的脑监测，减少对分流术的需要，血压更稳定，减少血管收缩药物的应用，降低住院费用，等等。

颈深丛及浅丛阻滞是内膜剥脱术最常用的区域麻醉。沿胸锁乳突肌后缘皮下注射局部麻醉药以阻滞颈丛从该处发出的支配颈部外侧皮肤的浅支。颈深丛阻滞是在椎旁对 $C_{2\sim4}$ 的横突部位注入局部麻醉药进行神经根阻滞，包括将局部麻醉药注入椎间孔（横突）以阻滞颈部肌肉、筋膜和邻近的枕大神经。颈浅丛阻滞即沿胸锁乳突肌后缘行局部麻醉。这种方法下局部麻醉药吸收慢，可以提供良好的肌松，但操作复杂，危险系数高，有大约一半的患者出现膈神经阻滞。若阻断星状神经节或喉返神经则可能分别出现 Horner 综合征或声带麻痹。若局部麻醉药误入血管则可能导致癫痫发作。也有误入硬膜外或蛛网膜下隙的报道。

许多前瞻性随机试验已经证实颈浅丛及颈深丛麻醉均可阻滞 $C_{2\sim4}$ 的皮区，但仍需术者在术区行局部麻醉。对 7558 位至少行颈深丛阻滞的患者及 2533 位行颈浅丛阻滞的患者进行 Meta 分析显示这两种方法的并发症均很少。两组严重并发症（如卒中、死亡、颈部血肿、心肺相关并发症等）的发生率（颈深丛与颈浅丛阻滞分别为 4.72% 和 4.18%，P > 0.05）基本相同。阻滞相关并发症仅在颈深丛组进行研究，包括误入血管及呼吸抑制，后者可能由膈神经或喉返神经阻滞引起。阻滞失败或患者紧张时可改为全身麻醉。

颈丛阻滞应尽量选择作用时间长且毒性小的局部麻醉药物，如左旋布比卡因和罗哌卡因。区域阻滞麻醉的同时小剂量多次静脉给予芬太尼 $10\sim25\mu g$ 和（或）咪达唑仑 $0.5\sim2mg$ 予以镇静，使患者感觉舒适并能合作。也可以选择丙泊酚 $0.3\sim0.5mg/kg$ 静脉间断给予，或 $1\sim5mg/$（kg·h）小剂量持续给药。术中严格控制镇静药用量以保证术中进行持续的神经功能监测。要监测患者的觉醒程度、言语以及对侧肢体力量。因术中可能出现紧急情况，应做好转为全身麻醉的一切准备。

2. 全身麻醉　全身麻醉是 CEA 术采用最多的麻醉方式，具有保持患者的舒适体位，减轻心理负担，易于控制通气，降低脑代谢，增加脑对缺氧的耐受性等优点。

全身麻醉诱导应该平稳，可应用艾司洛尔以控制喉镜和气管插管过程中的血压心率波动，丙泊酚、依托咪酯、咪达唑仑均可用于诱导，可给予阿片类药物提供镇痛。所有非去极化肌肉松弛药均可达到插管时所需的肌松，无使用琥珀胆碱禁忌。麻醉维持通常使用吸入麻醉药（异氟烷、地氟烷或七氟烷）复合静脉阿片类镇痛药维持。瑞芬太尼广泛用于 CEA 手术，其短时效便于控制麻醉深度，促进迅速苏醒，特别是在结合使用短效的吸入麻醉药如地氟烷和七氟烷时。全身麻醉需要在手术结束后尽早让患者清醒以进行神经功能评估。

3. 全身麻醉与区域麻醉（或局部麻醉）的比较　CEA 术可以采用全身麻醉或局部麻醉，这两种方法各有优缺点。一些研究报道，与全身麻醉相比，颈丛阻滞可明显降低严重心脏不良事件的发生率，且血流动力学更加稳定。患者同侧脑血流更好，耐受颈动脉阻断的时间更长，但其可能的缺点是在紧急情况下不易控制通气道，术中血压波动比较明显，血中儿茶酚胺水平较高，且要求患者能够主动配合才能完成手术。全身麻醉更有利于气道管理、创造安静的手术野，当缺血发生时可提高血压提供最大脑灌注，同时便于采取术中脑保护措施。缺点是不能完全准确地判定脑灌注的状态，特别是在颈动脉夹闭时。最近有学者提出全身麻醉术中唤醒的麻醉方法以综合全身麻醉与局部麻醉两种麻醉方法的优点，而避开二者的缺点。

CEA 术中，若出现脑血流灌注不足，需要术中采取搭桥术，此时最好采用全身麻醉。据报道，全身麻醉时采取搭桥术大约有 19% ~83%，而局部麻醉下仅为 9% ~19%。全身麻醉时采取搭桥术居多，与监测脑血流灌注不足的方法有关。与局部麻醉下清醒进行神经功能评估相较，全身麻醉时的仪器监测特异性低。另外这也与全身麻醉药有关。全身麻醉时搭桥术的增多是否会使危险因素增加，目前尚未明了。局部麻醉也有其优越性，对并发有一些内科疾病的患者列为首选。

直至目前，很多研究致力于比较全身麻醉与局部麻醉对预后的影响，如术后新发卒中、心肌梗死的发生率、死亡率，但尚未发现有何不同。目前有研究对进行颈部手术行全身麻醉与局部麻醉进行比较，从多家医院随机选取 3526 位行颈动脉内膜剥脱术的患者进行研究分析（表6-3）。两组术前并发症与危险因素相似。结果显示，与全身麻醉相比，局部麻醉术中分流及血压控制少，但是术后出现卒中、心肌梗死或死亡的发生率两组相比无差异。最终选择应取决于患者的适应能力和愿望、外科和麻醉医师的经验和技术，以及脑灌注监测的状况。

表 6 - 3    颈动脉内膜剥除术全身麻醉与区域麻醉（或局部麻醉）优缺点分析

|  | 区域麻醉（或局部麻醉） | 全身麻醉 |
|---|---|---|
| 优点 | 患者清醒，可直接行神经功能评估 | 术中患者舒适 |
|  | 血流动力学稳定 | 大多数患者适用 |
|  | 术后疼痛易控制 | 气道管理更方便 |
|  | 术中一般不需采取搭桥术 | 可给予脑保护药物 |
| 缺点 | 不适合所有的患者 | 术中多需要采取搭桥术 |
|  | 可能需要气道管理 | 血液动力学不稳定 |
|  |  | 术后恶心、呕吐 |

## 四、术中管理

1. 手术相关的病理生理学改变  颈总动脉邻近组织的分离和牵拉或直接刺激颈动脉窦常引起减压反射，导致剧烈的血流动力学变化，甚至冠状动脉痉挛。颈动脉窦附近常规注射 2% 利多卡因 1～2mL 可有一定的预防作用。

（1）过度挤压、牵拉颈动脉还可引起粥样斑块脱落，导致脑梗死。

（2）阻断并纵形剪开颈动脉后，在颈动脉窦内分布的 I、II 型压力感受器通过舌咽神经迅速将低压信号上传至孤束核，触发中枢性缩血管效应，导致血压急剧升高。与此同时，颈动脉血氧分压迅速下降，并通过颈动脉体内的化学感受器经上述通路将低氧信号上传，从而加剧中枢性缩血管效应，导致心脏的前、后负荷增加。在此过程中，粥样硬化内膜的粗暴剥离、动脉弹性纤维层的暴露（目前认为也有神经分布）也可能促进上述感受器的兴奋，导致血压升高。

（3）颈动脉阻断期间必须经常对区域麻醉患者进行神经系统检查，或应用 EEG 对全身麻醉患者进行检查。

2. 脑功能的监测  在术中阻断一侧颈动脉后对脑血流及脑功能的监测是避免术后卒中及降低死亡率的较理想方法。虽然常规采取搭桥术时可以不监测脑灌注情况，但在搭桥术时很可能会使斑块脱落而造成脑梗死。大部分医院常应用选择性搭桥术，并进行监测以发现脑灌注不足等情况。对于局部麻醉行 CEA 术的患者，监测神经功能的变化是判断脑灌注是否充足的金标准。神经功能测试简单精确，但并不是对每位患者均适用。

全身麻醉患者应用仪器进行监测，包括脑电图、诱发电位、残端压及近红外线光谱分析等。脑电图及诱发电位均依靠检测神经活性的改变而判断脑血流量是否不足。这些监测手段比较可靠并可提供相对连续的信息，但由于假阳性率较高使得许多患者接受了不必要的搭桥术，因此需要专业人员进行判读。经颅多普勒可检测脑内大血管的血流速度，但是目前由于专业技术人员的限制，很难有明确的标准判定脑灌注不足。残端压测量的是颈总及颈外动脉阻塞后颈内动脉远端的压力，反映了 Willis 环的压力。虽然残端压的测量比较简单，但连续监测就很困难。另外，近红外线光谱分析可以检测脑内血氧饱和度。这种方法简单，可以进行连续监测，并且不需要专业人员培训，但这是项新技术，且目前尚未发现是否能够检测出脑灌注不足。

（1）颈内动脉残端压（CSP）：代表对侧颈动脉和椎基底动脉系统的 Willis 血管环侧支循环对患者血压的代偿情况。通常情况下，颈内动脉残端压低于 50mmHg 则意味着低灌注。

（2）EEG：可对皮层神经元的电活动进行持续监测，其波形的减慢和衰减常反映同侧大脑皮质的缺血。一般认为，当脑血流降至 $0.15mL/（g·min）$ 以下时，大脑将发生缺血损伤，EEG 也将发生改变，此时应适当提升血压；如 EEG 仍无改善，则应考虑放置转流管。但越来越多的证据表明，EEG 监测有许多局限性，如无法监测皮层下损伤、假阳性率较高、对有脑梗死史的患者敏感性差、全身麻醉药物可影响 EEG 等。

（3）TCD：是目前应用最为广泛的无创脑血流监测方法，通过颞窗探头可以连续观察到大脑中动脉的血流速度变化。阻断颈动脉后应用 TCD 技术可连续地对 Willis 环的各个组成动脉进行血流监测，可弥补测颈内动脉残端压的一些不足。

（4）诱发电位：是基于感觉皮层对外周感觉神经受刺激后产生的电冲动反应。感觉皮层基本上由大脑中动脉供血，在颈动脉夹闭时有受损的危险。诱发电位振幅下降超过 50% 或潜伏期延长 >10%，则提示有脑缺血发生，需放置转流管。但麻醉药物、低温以及低血压可以显著影响诱发电位监测结果。

（5）局部脑血流量测定：通过经静脉或同侧颈动脉内注射放射性元素氙，

并在大脑中动脉供血的同侧大脑皮质区域放置探测器分析放射性衰变而获得。通常在夹闭前、夹闭时或夹闭后即刻进行测量。与脑电图的联合应用，可以获得脑缺血的脑血流量和脑电图变化并得到不同麻醉药物的临界局部脑血流量。

3. 脑保护措施　良好的脑保护措施、预防脑缺血损伤是手术成功的关键因素。

（1）手术方面

1）在维持理想血压的前提下先试验性阻断颈动脉，测量其阻断远端血压，如血压高于50mmHg，即开始重建血管，如血压低于50mmHg，则考虑在临时旁路下行血管重建。置放临时旁路分流管能够保证术中足够的脑灌注，使患侧脑组织血供不受明显影响。但可增加血栓形成的风险。

2）手术中应注意充分灌洗剥脱的血管，并采取颈内与颈外动脉开放反冲，以防止残存的碎屑在血流开放后脱落引起脑栓塞。

3）开放前静脉注射20%甘露醇200～250mL。开放后即刻抬高头部10°～20°，减轻脑组织水肿。

4）血管吻合完毕后，按顺序依次开放颈总动脉、颈外动脉及其分支，最后开放颈内动脉，可以避免栓子进入颈内动脉引起缺血性脑卒中。

（2）生理方面

1）低温：头部温度降至34℃，可明显增加缺血期的安全性。但要注意恢复期很多患者出现寒颤，从而增加心肌氧耗并促使心肌缺血的发生。并不推荐常规使用。

2）二氧化碳：颈动脉阻断期间诱导性高碳酸血症可扩张脑血管，改善脑缺血区域的血供，但研究表明它具有脑窃血效应，可引起对侧半球血管扩张，加重同侧脑缺血，因此目前仍主张维持$PETCO_2$在正常范围。

3）血糖：术中监测血糖，控制血糖在正常范围。

4）高血压：在缺血期间，自动调节功能被破坏，脑血流对灌注压的依赖变得更加明显。应保持正常或稍高的血压水平。

5）血液稀释：脑缺血期间理想的血细胞比容约为30%，对CEA患者应该避免血细胞比容过高。

（3）围手术期处理

1）手术前2天、术中和术后用尼莫地平0.2mg/（kg·d），以1mg/h速度静脉泵入以扩张脑血管，增加脑血供。

2）麻醉选择有脑保护作用的静脉麻醉药丙泊酚。丙泊酚控制性降压幅度达30%~40%时，$SjvO_2$不仅未降低，反而升高，显示了丙泊酚在脑低灌注状态时的明显的脑保护作用。

3）术中静脉注射地塞米松10mg，稳定细胞膜。

4）血管分离完毕静脉内注入肝素0.5~1mg/kg，全身肝素化。

## 五、术后并发症及处理

1.脑卒中和死亡的相关危险因素　年龄 >75 岁、对侧颈动脉闭塞、颅内动脉狭窄、高血压（舒张压 >90mmHg）、有心绞痛史、糖尿病、CT 和 MRI 有相应的脑梗死灶、术前抗血小板药物用量不足等。

（1）手术因素：内膜剥脱术后形成急性血栓，造成颈动脉闭塞；内膜剥脱时脱落的栓子造成脑栓塞；术中阻断颈动脉时间过久造成脑梗死。

（2）防治：术前合理评估高危患者；尽量减少术中脑缺血时间。

（3）维持围手术期血压平稳。

2.过度灌注综合征

（1）过度灌注综合征多发生于术后 1~5 天，这是由于术前颈动脉高度狭窄，狭窄远端的大脑半球存在慢性灌注不全，大脑血管扩张以弥补血流灌注不足的影响。当严重狭窄解除后，正常或过高的血流灌注进入扩张的失去收缩调节能力的大脑半球，脑血管持续扩张，引起血浆或血液外渗，导致脑水肿或脑出血。

（2）处理：术后严格控制高血压，最好不用脑血管扩张药，慎用抗凝及抗血小板药物，严密监测神经功能的变化。应常规给予甘露醇以减轻脑水肿。

3.高血压　CEA 术后高血压可能与手术引起颈动脉压力感受器敏感性异常有关。积极将血压恢复到术前水平，收缩压理想值为 110~150mmHg，慢性严重高血压者可耐受较高血压。短效药物往往安全有效。

4.低血压　CEA 术后低血压可能的机制在于粥样斑块去除后，完整的颈动脉窦对升高的血压产生的反应。此类患者对液体疗法、血管加压药的反应较好，可以通过在颈动脉窦内注入局部麻醉药而抑制。要排除心源性休克，加大补液量，严重者给予升压药。术后需要持续小心地监测血压、心率和氧供。

5. 血管再狭窄　常见远期并发症之一，是动脉内膜切除后的一种损伤反应，涉及平滑肌细胞、血小板、凝血因子、炎细胞和血浆蛋白之间复杂的相互作用。术后给予小剂量阿司匹林抗凝，同时治疗全身动脉粥样硬化及高血压、糖尿病等并发症有利于再狭窄的预防。

# 第三节　颅脑创伤手术的麻醉

颅脑创伤（TBI）是指头部遭受撞击或贯穿伤，引起脑功能障碍。在所有创伤中，颅脑创伤往往是最严重和危及生命的，是导致儿童和青壮年残疾和死亡的首要原因。TBI围手术期正确的麻醉管理对改善患者的转归至关重要。

## 一、颅脑创伤的分类和病理生理

按照创伤发生时间，TBI可分为原发性颅脑创伤和继发性颅脑创伤。原发性颅脑创伤在创伤即刻发生，是对颅骨和脑组织的机械撞击和加速挤压引起的颅骨骨折和颅内损伤，主要有脑震荡、弥漫性轴索损伤、脑挫裂伤和原发性脑干损伤等。目前还没有应对原发性颅脑创伤的有效办法。继发性颅脑创伤发生于伤后数分钟、数小时或数天后，表现为源于原发性损伤的一系列复杂病理生理过程，主要有脑水肿和颅内血肿，后者按血肿的来源和部位又分为硬脑膜外血肿（通常是由颅骨骨折和硬脑膜动脉或静脉窦破裂所致）、硬脑膜下血肿（通常是由大脑皮质和脑膜之间的静脉撕裂所致）和脑内血肿等。最常见加重损伤的因素包括缺氧、高碳酸血症、低血压、贫血和高血糖，这些因素都是可以预防的。伤后数小时或数天若出现癫痫、感染和败血症，会进一步加重脑损伤，必须及时防治。继发的神经损害和全身性并发症是可以预防和治疗的。颅脑创伤管理的目标是采取及时有效的措施预防继发性脑损伤。

TBI后典型表现为颅内血肿形成、脑血管自主调节功能障碍、颅内压（ICP）升高和脑血流（CBF）降低。创伤局部CBF降低导致脑细胞缺血缺氧，引起细胞毒性脑水肿，而 TBI 又常常伴发不同程度的血脑屏障（BBB）破坏，并发血管源性脑水肿。由于颅腔是一个几乎封闭的结构，颅内血肿和脑水肿的形成都会导致 ICP 升高，这时机体会启动代偿机制抑制 ICP 的增加，初期以减少颅内脑脊液容量为主，后期全脑 CBF 进一步降低，形成缺血 - 水肿恶性循环，最终导致脑疝。

TBI 后还会引起全身其他器官系统并发症，在呼吸系统可表现为呼吸节律异常、舌后坠、反流误吸、支气管痉挛和肺不张等，TBI 后剧烈的应激反应可引起急性神经源性肺水肿。由于出血、呕吐和脱水利尿治疗等因素，绝大多数 TBI 患者伴有不同程度的低血容量，但临床上机体为了维持 CBF 的代偿性反应以及应激状态，多表现为高血压，高血压反应又会引起反射性的心动过缓。当创伤累及心血管运动中枢时会出现各种心律失常，心电图出现高 P 波、P - R 和 Q - T 间期延长，以及深 U 波、S - T 段和 T 波改变、严重的室性期前收缩或传导阻滞提示预后不良。TBI 患者还常常伴发高热、应激性溃疡和弥散性血管内凝血等。

## 二、颅脑创伤的麻醉管理

TBI 患者围手术期管理的重点是内环境，避免引起继发性损伤的全身和颅内损害。继发性脑损伤加重病情，严重影响预后。麻醉管理的目标是迅速恢复心肺功能、维持脑灌注压（CPP）和脑供血供氧，降低 ICP，减轻脑水肿，避免继发性脑创伤。

1. TBI 患者的麻醉前评估　对 TBI 患者的诊治要争分夺秒，应在最短的时间内对患者的脑创伤程度、呼吸和循环状态进行快速评估，包括既往病史、受伤过程和时间、最后进食水时间、意识障碍的程度和持续时间、ICP 情况以及是否并发颈椎、颌面部和肋骨骨折以及内脏器官出血等。通过已有的辅助检查如头颅 CT、MRI、胸片、血常规、出凝血时间、血生化、电解质和血气分析等迅速了解患者的一般状态并制定麻醉方案。

TBI 患者的预后与入院时格拉斯哥评分（GCS，见表 6 - 4）、年龄、循环呼吸状态、继发性颅脑创伤的救治等因素相关。重度 TBI（GCS≤8）患者死亡率可达 33%，轻度（GCS 13～15）和中度（GCS 9～12）TBI 患者约 50% 可能后遗致残和认知功能障碍。

表6－4　格拉斯哥昏迷评分

| 项目 | 得分 |
|---|---|
| 睁眼 | |
| 　不睁眼 | 1 |
| 　刺激睁眼 | 2 |
| 　呼唤睁眼 | 3 |
| 　自动睁眼 | 4 |
| 言语反应 | |
| 　无发音 | 1 |
| 　只能发音 | 2 |
| 　只能说出（不适当）单词 | 3 |
| 　言语错乱 | 4 |
| 　正常交谈 | 5 |
| 运动反应 | |
| 　无反应 | 1 |
| 　异常伸展（去脑状态） | 2 |
| 　异常屈曲（去皮层状态） | 3 |
| 　对疼痛刺激屈曲反应 | 4 |
| 　对疼痛刺激定位反应 | 5 |
| 　按指令动作 | 6 |

2. TBI 患者的呼吸管理　TBI 患者多为饱胃，且常并发颅底骨折、胸部创伤和通气不足等。大多数轻、中度 TBI 患者的呼吸功能仍可维持稳定，无需紧急气管插管，但应尽早实施面罩吸氧，密切观察，可待麻醉诱导后进行气管插管。GCS≤8 分的 TBI 患者应尽早行气管插管以保护呼吸道，并进行有效呼吸支持。

大约2%～3% TBI 患者并发有颈椎骨折，而在 GCS≤8 的重型 TBI 患者中可高达8%～10%。颈椎骨折患者进行气管插管操作有导致进一步脊髓损伤的风险，因此除非已经有影像学指标明确排除颈椎损伤，在插管过程中所有患者都应进行颈椎保护。插管时由助手用双手固定患者头部于中立位，保持枕部不离开床面可以维持头颈部不过度后仰，颈部下方放置颈托也有助于保护颈椎。颈椎固定后增加了喉镜暴露和气管插管的难度，而 TBI 患者对缺氧的耐受性很差，必须事先准备好应对插管困难的措施，如训练有素的助手和各种插管设备等，紧急时应迅速行气管切开。颅底骨折患者经鼻插管和置入鼻咽通气道有可能损伤脑组织，属相对禁忌证。

麻醉中应保证 $PaO_2$ 在 100mmHg 以上。并发肺挫伤、误吸或神经源性肺水肿的患者需要呼气末正压通气（PEEP）来维持充分的氧合，同时应尽量避免过高的 PEEP 导致 ICP 显著升高。

过度通气可引起脑血管收缩、脑血容量减少，从而达到降低 ICP 的目的，但近年来其应用价值受到了广泛质疑。在 TBI 的早期 CBF 通常是降低的，过度通气会进一步降低 CBF，加重脑缺血。在 TBI 后 5 天内，尤其是 24 小时内要避免预防性的过度通气治疗。过度通气的缩血管效应时效较短，研究发现其降低 CBF 的效应仅能维持 6～18 小时，所以不应长时间应用，尤其不能将 $PaCO_2$ 降至 25mmHg 以下。对 TBI 患者是否采用过度通气应综合考虑 ICP 和脑松弛等方面因素，尽量短时间使用。过度通气后将 $PaCO_2$ 恢复到正常范围时也应逐步进行，快速升高 $PaCO_2$ 同样会干扰脑生理。

3. TBI 患者的循环管理　TBI 患者往往伴有中枢神经反射，在循环方面表现为高血压和心动过缓，是机体为了提高脑灌注的重要保护性反射，所以在此时不可盲目地将血压降至正常水平。ICP 升高的患者若伴有低血压会严重影响脑灌注，应进行积极纠正。心率若不低于 45 次/分，一般无需处理，若用抗胆碱药宜首用格隆溴铵，阿托品可通过血脑屏障，可能引起中枢抗胆碱综合征，表现为烦躁、精神错乱和梦幻，甚至可出现惊厥和昏迷，应避免用于 TBI 患者。TBI 患者出现心动过速时常常提示可能有其他部位的出血。

TBI 早期 CBF 大多先明显降低，然后在 24～48 小时内逐步升高，TBI 后脑组织对低血压和缺氧十分敏感，多项研究证实轻度低血压状态就会对转归产生明显不利影响，所以目前认为对 TBI 患者应给与积极的血压支持。

正常人 MAP 在 50～150mmHg 范围内波动时，通过脑血管自动调节功能可使 CBF 保持恒定，而 TBI 患者的这一调节机制受到不同程度破坏，有研究表明约三分之一 TBI 患者的 CBF 被动地随 CPP 同步改变，所以此时维持 CPP 至少在 60mmHg 以上对改善 CBF 十分重要（儿童推荐维持 CPP 在 45mmHg 以上）。

对于无高血压病史的 TBI 患者，为保证 CPP > 60mmHg，在骨瓣打开前应将 MAP 至少维持在 80 ~ 90mmHg 以上。血压过高也会增加心肌负担和出血风险，应给予降压治疗，但一定小剂量分次进行，谨防低血压的发生。手术减压后（打开骨瓣或剪开硬膜）ICP 降为零，此时 CPP = MAP，同时脑干的压迫缓解，Cushing 反射消失，很多患者会表现为血压突然降低和心率加快，在此期应维持 MAP 高于 60 ~ 70mmHg，可通过使用血管收缩药和加快输液提升血压。由于骨瓣打开后血压降低的程度很难预料，所以不提倡预防性给予升压药，但应预先进行血容量的准确估计，在开颅前补充有效循环血量。

4. TBI 患者的液体治疗　TBI 患者多伴有不同程度的低血容量，但往往被反射性的高血压状态所掩盖，此时液体治疗不要仅以血压为指导，还要监测尿量和中心静脉压（CVP）等的变化，尤其复合伤伴有其他部位出血时。在围手术期应避免血浆渗透压降低以防加重脑水肿，0.9% 盐水属轻度高渗液（308mOsm/L），适用于神经外科手术，但大量使用时可引起高氯性酸中毒，乳酸钠林格液可避免此情况，但它属于低渗液（273mOsm/L），大量使用时会引起血浆渗透压降低，所以在需要大量输液的情况下，可以混合使用上述两种液体并在术中定期监测血浆渗透压和电解质。

关于 TBI 手术中晶体液和胶体液的选择一直存在争议，目前认为对于出血量不大者无需输入胶体液，但需要大量输液时应考虑加入胶体液。胶体液可选择白蛋白、明胶和羟乙基淀粉等，前两种有引起变态反应的风险，而后者大量使用时会影响凝血功能，要注意 TBI 本身即可引发凝血异常。

甘露醇和呋塞米都可以用来降低脑组织细胞外液容量，甘露醇起效快且效果强，对于 BBB 破坏严重的患者使用甘露醇有加重脑水肿的风险，但目前临床上仍将其作为脱水治疗的首选。甘露醇的常用剂量为 0.25 ~ 1.0g/kg，使用后产生有效降低 ICP 或脑松弛效果时可考虑继续应用，而无效或血浆渗透压已经超过 320mOsm/L 时则不推荐继续使用。近年来高渗盐水（3% 或 7.5%）用于 TBI 患者的效果引起了广泛的兴趣，尤其在多发创伤患者的急救方面，但已有研究未能证实高渗盐水较甘露醇具有明显优势，使用不当反而可导致严重的高钠血症，以及中枢系统脱髓鞘改变。

预后高血糖状态与神经系统不良密切相关，所以应尽量避免单纯使用含糖溶液。

围手术期应将血细胞比容维持在30%以上，不足时应输入浓缩红细胞，闭合性脑创伤可进行术野自体血回收利用。小儿本身血容量就很小，单纯的帽状腱膜下血肿和头皮撕裂即可引起相对大量的失血，应注意及时补充。

5. 麻醉实施

（1）麻醉诱导：麻醉诱导的原则是快速建立气道，维持循环稳定，避免呛咳。临床上常用快速序贯诱导插管法。给药前先吸入100%氧气数分钟，静脉注射丙泊酚、硫喷妥钠、依托咪酯或咪达唑仑后立即给予插管剂量的肌肉松弛药。饱食患者不可加压通气，待自主呼吸停止即进行气管插管。除非明确排除颈椎损伤，插管过程中应保持头部中立位，助手持续环状软骨压迫直到确认导管位置正确、套囊充气。

低血容量患者使用丙泊酚会引起明显的低血压，可选用依托咪酯或咪达唑仑。循环衰竭患者可不使用任何镇静药。在置入喉镜前90秒静脉注射利多卡因1.5mg/kg可减轻气管插管引起的ICP升高反应。

虽然琥珀胆碱可引起ICP升高，但程度较轻且持续时间短暂，所以在需要提供快速肌肉松弛时仍不失为一个较好的选择。传统观点认为琥珀胆碱引起的肌颤可升高胃内压，增加反流的概率，但实际上其增加食管下段括约肌张力的作用更强，并不会增加误吸的发生率。

苄异喹啉类非去极化肌肉松弛药如阿曲库铵等可引起组胺释放，导致脑血管扩张，引起CBF和ICP升高，而全身血管扩张又会导致MAP降低，进一步降低CPP，所以不主张用于TBI患者。甾类非去极化肌肉松弛药对CBF和ICP无直接影响，适用于TBI患者，但泮库溴铵的解迷走作用可使血压和心率升高，用于脑血流自动调节机制已损害的患者则可明显增加CBF和ICP，应慎用。维库溴铵和罗库溴铵几乎不引起组胺释放，对血流动力学、CBF、$CMRO_2$和ICP均无直接影响，尤其后者是目前临床上起效最快的非去极化肌肉松弛药，静脉注射1.0mg/kg后约60秒即可达到满意的插管条件，尤其适用于琥珀胆碱禁忌时的快速气管插管。

（2）麻醉维持：麻醉维持的原则是不增加ICP、$CMRO_2$和CBF，维持合理的血压和CPP，提供脑松弛。静脉麻醉药除氯胺酮外都可减少CBF，而所有的吸入麻醉药都可引起不同程度的脑血管扩张和 ICP 升高，因此当 ICP 明显升高和脑松弛不良时，宜采用全凭静脉麻醉方法，若使用吸入麻醉药，吸入麻醉药应小于 1MAC。气颅和气胸患者应避免使用氧化亚氮。

临床剂量的阿片类药物对 ICP、CBF 和 $CMRO_2$ 影响较小，可提供满意的镇痛并减少吸入麻醉药的用量，对于术后需保留气管插管的患者，阿片类药物的剂量可适当加大。头皮神经阻滞或手术切口使用局部麻醉药有助于减轻手术刺激引起的血压和 ICP 的突然增高，避免不必要的深麻醉。

血糖宜维持在 4.4~8.3mmol/L，高于 11.1mmol/L 时应积极处理。应定期监测血浆渗透压并将其控制在 320mOsm/L 以下。常规使用抗酸药预防应激性溃疡。TBI 患者术后有可能出现惊厥，如果没有禁忌证，可考虑在术中预防性应用抗惊厥药如丙戊酸钠。糖皮质激素可减轻肿瘤引起的脑水肿，之前也大量应用于 TBI 患者，以期减轻脑水肿，但被证实对 TBI 患者产生不利影响，现在的共识是不再对 TBI 患者使用糖皮质激素。

（3）麻醉恢复期：术前意识清楚，手术顺利的患者术后可考虑早期拔管，拔管期应避免剧烈的呛咳和循环波动。重型 TBI 患者宜保留气管导管，待呼吸循环状态良好、意识恢复时再考虑拔管，为了抑制气管导管引起的呛咳反射，在手术结束后可在监测下追加小剂量的镇静药和阿片类药物。创伤程度重，预计需要长时间呼吸支持者应及时行气管切开术。

### 三、颅脑创伤患者的脑保护

药物脑保护主要是通过降低 $CMRO_2$，尽管大量的动物实验支持钙通道阻滞剂、自由基清除剂和甘氨酸抑制剂等具有明确的脑保护作用，但无一能在临床上得到有效验证。巴比妥类药是目前临床上唯一被证实具有脑保护作用的药物，但二级证据并不支持使用预防性巴比妥达到脑电图爆发抑制。推荐使用大剂量巴比妥类药处理难治性 ICP 升高，但必须在患者血流动力学稳定的前提下。

TBI 后创伤核心区发生严重脑缺血，极短时间内即出现脑细胞坏死，治疗时间窗极其有限，而核心区周围的缺血半影区脑缺血程度相对较低，如果局部 CBF 得到恢复，脑细胞坏死的程度和速度会明显改善，所以及时恢复缺血半影区的脑血流是临床上进行脑保护的关键，在此过程中，血压、$PaCO_2$、血糖和体温管理等对 TBI 患者的转归起到重要影响。

脑缺血时氧供减少，低温可降低氧耗。体温降低到 33～35℃可能起到脑保护的作用。尽管一些临床实验得出了令人鼓舞的结果，但都没能表现出统计上的显著改善。一项 TBI 后亚低温治疗的多中心研究在收入 392 名患者后被中止，正常体温组和亚低温组的死亡率没有差异，而且亚低温组还出现了更多的并发症。目前还不清楚是否存在创伤后亚低温保护作用的治疗时间窗，当实施低温时，必须注意避免不良反应，如低血压、心律失常、凝血障碍和感染等。复温应缓慢进行，复温不当反而会加重脑损害，所以目前不推荐将低温作为一种常规治疗方案。围手术期体温升高会严重影响预后，必须积极处理。

为维持足够的 CBF，应保证 TBI 患者的 CPP 至少在 60mmHg 以上，也有很多学者认为将 CPP 保持在 70mmHg 以上更为合适。为了达到这一目标，临床上常常使用血管收缩药将血压提升基础值的 20% 左右，但应注意升压过快过高也会增加颅内出血的发生率。TBI 后低血压状态是导致预后不良的重要因素，必须积极纠正，α-受体激动剂去氧肾上腺素提升血压的同时不引起 CBF 降低，是较为合适的选择。

葡萄糖在缺氧状态下会引起乳酸性酸中毒，加速脑细胞坏死，所以必须积极防治 TBI 患者的高血糖状态，可以通过输入含胰岛素的葡萄糖液调控血糖。对于将血糖控制到何种程度尚无定论，目前一般认为应将其维持在 5.6～10.0mmol/L 的范围内。治疗期间应加强血糖监测，随时调整胰岛素用量，避免血糖过低。

应积极地采取防治措施预防 TBI 后惊厥。苯二氮䓬类药、巴比妥类药、依托咪酯和丙泊酚等都可快速处理惊厥，需长期抗惊厥治疗时考虑苯妥英钠等。

目前认为 TBI 后药物的脑保护作用是十分有限的，我们更应该将治疗的重点放在维持足够的 CPP、合理使用过度通气、积极控制血糖、避免体温升高和惊厥等生理治疗上。

# 第七章　心脏及大血管手术麻醉

## 第一节　麻醉对循环系统的影响

对循环系统的了解是麻醉学的重要基础，麻醉和手术可以通过多种途径影响循环系统的功能。循环系统的变化直接影响到患者的生命安全和术后的恢复，近年来，随着人口老龄化加剧和外科技术的发展，围手术期麻醉医师经常面临患者的心血管功能变化更加复杂化、多样化。在了解麻醉对心血管功能的影响时，有必要对下述概念予以阐明。①循环功能：指循环系统的功能，包括心脏、血管功能、血容量和微循环等方面的影响。其中任何一项功能衰竭均可导致显著的循环障碍。如低血容量可导致循环衰竭或休克，而心脏功能却可能是正常的。②心脏功能：包括心肌、心脏瓣膜、传导组织和支架结构的功能。其中任何一项功能障碍即可导致心脏和循环衰竭。如瓣膜失去完整性，即使心肌功能正常也可造成心脏衰竭。③心肌功能：心肌功能取决于心肌本身和心肌血液供应，其功能障碍包括心肌病变、损伤、心肌缺血和心肌功能不良，均可造成心肌功能衰竭，其结局必然导致心脏功能障碍和循环异常。

### 一、吸入麻醉药对循环的作用

吸入麻醉药是常用的全身麻醉药，主要依靠肺泡摄取和排除。吸入麻醉药经肺泡进入血流到达脑组织，当脑组织内吸入麻醉药的分压达到一定水平时，即产生临床上的全身麻醉状态。吸入麻醉药有挥发性液体和气体两类。常用的挥发性液体有氟烷、恩氟烷、异氟烷、七氟烷和地氟烷；气体有氧化亚氮。

在一定的浓度范围内，所有的吸入麻醉药均可降低动脉压和抑制心肌收缩力，都与麻醉药浓度相关。其中异氟烷、七氟烷和地氟烷通过增加交感活性对血压维持有一定帮助。氟烷和恩氟烷使心排血量减少，与其降低平均动脉压平行。异氟烷对心排血量的影响很小，而地氟烷则具有稳定的心血管作用。恩氟烷、异氟烷和地氟烷使外周血管阻力（SVR）降低，其中，异氟烷使 SVR 降低最显著。

吸入麻醉药也可引起心率的变化，改变心率的机制包括：改变窦房结去极化速率；改变心肌传导时间或改变自主神经系统的活动，如吸入氟烷后可见心率减慢。吸入麻醉药对心率的影响应在麻醉前评估中予以考虑。麻醉可消除因术前兴奋和激动而导致的心动过速、血压升高及心排血量增加。如果麻醉前副交感神经活动增强，麻醉又可能使心率和血压升高。氟烷和恩氟烷麻醉有助于减少全身动脉血压和心率的增加，使之转变为临床上可以接受的低血压和心率减慢。吸入麻醉药还通过减少心肌氧耗而降低心肌需氧量。

有人提出，异氟烷的冠状动脉（简称冠脉）扩张作用可引起冠脉窃血，从而导致心肌局部缺血，所以曾有一段时间，冠状动脉粥样硬化性心脏病（简称冠心病）患者的麻醉中很少应用异氟烷。然而近来有研究发现，如果冠脉灌注压能充分维持，异氟烷麻醉与其他吸入麻醉一样，并没有窃血现象发生。

研究证实异氟烷对人体心肌有保护作用，同动物实验一样，异氟烷的保护作用在它撤离后持续至少 15 分钟。异氟烷是通过什么途径来保护心肌的？是否与缺血预处理的心肌保护作用相似呢？为了测定异氟烷是否对钾通道产生直接作用，研究人员将异氟烷用于人体心房细胞，在 3% 的浓度时，发现对格列本脲敏感的钾通道电流没有受到正或负的影响。这些发现提示异氟烷并不直接影响钾通道活性，而是降低钾通道对 ATP 的敏感性。另一个可能性是异氟烷的保护作用发生在其他部位，如腺苷受体。腺苷 $A_1$ 受体阻断剂 8 - 环戊基 - 1，3 - 二丙基黄嘌呤能抑制异氟烷的心肌保护作用支持后一理论。Kerstan 等的研究发现，在动物实验中，DPCPX 部分地抑制异氟烷的心脏保护活性。

## 二、静脉麻醉药对心血管的影响

静脉麻醉药本身能产生心血管效应，且在麻醉诱导时通过影响自主神经系统、血管运动中枢、外周血管张力和心肌的机械性能引起血流动力学改变。

1. 硫喷妥钠　对心肌的影响主要是通过减少肌原纤维的钙内流而降低心肌收缩力，同时加快心率，心排血指数没有变化或稍有下降，平均动脉压不变或稍下降。早期血流动力学研究证实硫喷妥钠（100~400mg）明显降低心排血量（24%）和收缩压（10%），因为增加了静脉容量而减少静脉回流。给硫喷妥钠后气管插管有明显的高血压和心率加快，同时应用芬太尼可减少心率的加快。硫喷妥钠降低心排血量的机制有：①直接的负性肌力作用。②因增加静脉容量而减少心室充盈。③暂时降低中枢神经系统输出的交感活性。应用硫喷妥钠引起的心率增快可能是由刺激心脏的交感神经引起的。硫喷妥钠引起的负性肌力作用是由钙内流减少而致。

2. 咪达唑仑　对循环系统干扰较轻，如对外周阻力及心室收缩功能影响较小，使心肌氧耗减少，等等，比较适用于心功能较差患者或心脏手术的麻醉。随着苯二氮类的拮抗剂氟吗泽尼的应用，临床使用中也比较安全。

3. 氯胺酮　通过中枢介导的交感反应使心血管系统兴奋。单独给药时，使心率、血压、全身血管阻力、全身和肺动脉压及心肌耗氧量均增加，因而导致心肌氧供需不平衡。心脏做功增加，尤其是右室，因为肺血管阻力比全身血管阻力升高明显，因此禁用于右室储备差的成年患者。氯胺酮产生心血管效应的程度在治疗剂量范围内与剂量无关，无交感性刺激作用，但有负性肌力效应；氯胺酮可维持血压，通常用于急性休克患者，也可供狭窄性心包炎或心脏压塞患者用作麻醉诱导。

4. 依托咪酯　对心肌收缩力影响较小，仅使外周血管稍有扩张；不引起组胺释放；在目前常用的静脉麻醉药中依托咪酯对心血管系统影响最小。与其他麻醉药相比，依托咪酯产生的心肌氧供需平衡最佳。事实上，依托咪酯对冠状循环可能有弱的硝酸甘油样效应。用依托咪酯诱导后，血流动力学不变或变化小，诱导后前负荷和后负荷均未改变，dp/dtmax 不变提示心功能未受损害。二尖瓣或主动脉瓣病变患者用依托咪酯诱导麻醉后，全身和肺动脉血压显著降低。血容量过低和心脏压塞或低心排血量患者用依托咪酯比用其他静脉麻醉药对心血管的影响更小。

5. 丙泊酚　有许多研究比较了丙泊酚与常用的诱导药物如硫喷妥钠和依托咪酯的血流动力学作用，然而因为麻醉技术的不同、麻醉药物剂量的不同和监测技术不同，结果的相互比较较为困难。用丙泊酚静脉诱导（2mg/kg）和静脉维持，动脉收缩压下降15%~40%，动脉舒张压和平均压也有相同的改变。丙泊酚对心率的影响是可变的，如联合氧化亚氮麻醉使交感神经系统活性增加，心率可能加快。丙泊酚并不破坏控制心率的靶受体反射，而是重新调整反射的平衡，这导致在低水平的血压时心率没有改变，可解释尽管平均压下降而心率仍下降的现象。有证据表明应用丙泊酚出现剂量依赖性的心肌收缩性下降。Coetzee 等测量动物的局部心肌收缩性后证实丙泊酚血浆浓度和心肌收缩性下降有明显的相关性。许多研究发现，应用丙泊酚后 SVR、心排血指数、每搏量和左室收缩做功有明显下降。与硝普钠相比，丙泊酚输注入清醒患者的肱动脉，尽管前臂血管的丙泊酚浓度达到了治疗浓度，但并没有引起明显血管舒张反应。丙泊酚麻醉对前臂血管阻力和前臂静脉顺应性的作用同阻滞颈胸神经节引起的去交感神经效果一样，所以丙泊酚对外周血管的作用表现为抑制以交感神经兴奋为主的血管收缩。有学者研究丙泊酚对兔肠系膜动脉的平滑肌的影响，发现丙泊酚主要是通过抑制钙离子释放和钙离子通过钙通道的流入，从而抑制去甲肾上腺素引起的动脉平滑肌收缩，这些结果也可解释丙泊酚对其他血管平滑肌的作用。

### 三、阿片类麻醉药对心血管的影响

阿片类的许多血流动力学作用可能与它们对中枢神经系统产生的自主神经的影响有关，特别是迷走神经的作用。吗啡和哌替啶有组胺释放作用，而芬太尼类药物不引起组胺释放。阿片类对靶受体反射的抑制引起全身血流动力学反应。芬太尼破坏颈动脉化学感受器反射，这一反射不但能控制呼吸，还是一有力的心血管功能调节反射。

所有阿片类，除了哌替啶外，都引起心动过缓。哌替啶常使心率加快，可能与它和阿托品在结构上相似有关。阿片类诱发心动过缓的机制是刺激迷走神经，用阿托品预处理会减弱这一作用，但不可能全部消除阿片类诱发的心动过缓，特别是用 β 受体阻断药的患者。缓慢应用阿片类可减少心动过缓的发生率。

1. 吗啡 由于抑制交感神经活性，增强迷走神经张力，常引起低血压。即使小剂量静脉使用也可引起低血压。静脉用麻醉剂量（1～4mg/kg）可引起深度的低血压。吗啡的许多血流动力学效应是由吗啡对血管平滑肌的直接作用和释放组胺的间接作用引起的，用吗啡后发生的低血压并不引起显著的心肌抑制。

在心血管手术时，用吗啡麻醉的患者可能发生高血压。麻醉期间的高血压可因轻度或不充分的麻醉、反射机制、兴奋肾素－血管紧张素机制和交感肾上腺的激活等所致。

2. 哌替啶　应用哌替啶后可发生低血压。哌替啶引起血浆组胺显著升高。大多数研究表明哌替啶降低心肌收缩力，甚至在低剂量也可引起动脉血压、外周阻力和心排血量的显著下降。哌替啶常导致心动过速，很少造成心动过缓，这可能和其结构与阿托品相似有关。由于其显著的心血管作用，哌替啶不是理想的麻醉用药。

3. 芬太尼类　很少引起血压降低，即使左室功能较差者也很少出现低血压，与此种阿片类药物不引起血浆组胺变化有关。芬太尼也不引起或很少引起心肌收缩力的变化。在芬太尼家族中，芬太尼对循环功能的影响最小，使用芬太尼后的低血压多与心动过缓有关。芬太尼麻醉时也有血压突然升高的情况，尤其在气管插管或强的手术刺激时发生较多，常与浅麻醉或剂量低出现觉醒有关。芬太尼类药物用于心脏手术的最大的优点是对心血管的抑制小，这在麻醉诱导中特别重要，在劈开胸骨和游离主动脉根部时，可有明显的高血压和心率加快，这时就需要应用辅助药物以保持心血管的稳定性。在劈胸骨时，动脉血压升高，外周阻力升高，心排血量反而下降。有关芬太尼麻醉时血流动力学对手术刺激的反应强度的报道差异较大，即使相同剂量的芬太尼，不同的作者也有不同的结论。有一个重要的影响因素是 β 受体阻断药，在行冠状动脉旁路移植术（CABG）的患者，用芬太尼 122μg/kg，未用 β 受体阻断药的患者有 86% 发生高血压，而在用 β 受体阻断药的患者只有 33% 发生高血压。芬太尼和苏芬太尼在诱导期间提供相同的心血管稳定性，而阿芬太尼会引起血流动力学欠稳定和心肌局部缺血。阿芬太尼对刺激引起的交感反射和血流动力学反应的抑制效果比芬太尼和苏芬太尼弱。对于心脏瓣膜置换患者，三种芬太尼类药物均能提供满意的麻醉。但争论仍存在，尤其是用哪一药物麻醉为 CABG 最好选择，但一般认为麻醉技术的选择对 CABG 术后结果并无明显影响。

有学者考虑到静脉应用芬太尼对心血管影响较大，比较了在大手术中硬膜外和静脉应用芬太尼的效果，结果显示除了硬膜外应用芬太尼的患者心率减慢的发生率较低外，两者血流动力学差异不明显，同样，血糖、皮质醇、尿肾上腺素和去甲肾上腺素也没有差异。

## 四、肌肉松弛药对心血管的影响

肌肉松弛药可能干扰自主神经功能而产生多种心血管效应。实验证明各种肌肉松弛药如果给予足够大的剂量均可与胆碱能受体相互作用。然而在临床实践中，不良反应一般并不严重，因为肌肉松弛药的 N1 和 M 性质的剂量－反应曲线与其神经肌肉阻断效应的曲线相隔很远。真正的自主神经反应不因注射速度较慢而减弱，如果分剂量给予，反应则叠加。肌肉松弛药的后续剂量如果与原剂量相同，将产生相似的反应。

许多肌肉松弛药产生心血管效应的另一种机制可能是组胺释放。经静脉途径快速注射大剂量肌肉松弛药时，头颈和上部躯干可出现一定程度的红斑，并有动脉压短暂下降和心率轻、中度升高的情况，支气管痉挛极为少见。这些不良反应一般是短时间的，可因注射速度较慢而显著减弱。也可采取将 H1 和 $H_2$ 受体阻断药联合应用的预防疗法。

1. 琥珀胆碱　其在神经肌肉接头处的去极化作用，可导致一系列不良反应，如胃内压、眼压和颅内压升高，高钾血症，麻醉后肌痛和恶性高热，等等。琥珀胆碱可能是唯一直接参与导致心律失常的肌肉松弛药。由于其结构与乙酰胆碱相似，琥珀胆碱可刺激全部胆碱能受体包括交感或副交感神经节的 M1 受体和心脏窦房结 M2 受体，引起窦性心动过缓、交界性心律和从室性期前收缩到心室颤动（简称室颤）的各种室性心律失常。

2. 潘库溴铵　一般无神经节阻滞和组胺释放作用，但有阻滞心脏 M2 受体作用，可使心率加快和血压升高。在心血管麻醉中，与大剂量芬太尼合用，可拮抗芬太尼引起的心率减慢，对那些依赖心率维持心排血量的患者是一种较为理想的药物。潘库溴铵和丙米嗪合用时引起心动过速。0.08mg/kg 的潘库溴铵会产生室性期前收缩和心动过速，如给丙米嗪则有可能发展为室颤。有研究发现接受长期丙米嗪治疗的患者应用潘库溴铵和氟烷麻醉可发生严重的室性心律失常。

3. 哌库溴铵　为一长效肌肉松弛药，临床使用剂量能保持心血管功能的稳定。可偶发心率减慢，是由麻醉和手术刺激引起迷走反射间接导致的。

4. 阿曲库铵 因其特殊的灭活方式——霍夫曼降解，已成为肝肾疾病和老年患者的首选肌肉松弛药。临床上给阿曲库铵 0.2 ~ 0.4mg/kg 时一般心率、血压、心排血量和中心静脉压无明显变化，而给 0.6mg/kg 时可出现剂量相关的组胺释放引起的低血压和心率加快，一般能自行恢复。用组胺 H1 和 $H_2$ 受体阻断药可预防这一反应。

5. 维库溴铵 是潘库溴铵的衍生物，心血管安全系数高，即使剂量高达 0.4mg/kg，也无心血管不良反应，不产生神经节和迷走神经阻滞，不引起组胺释放，适合心脏病患者的手术。但与大剂量芬太尼合用时可发生心动过缓，可用阿托品预防。维库溴铵可抑制缺氧时颈动脉化学感受器的调节功能，因而抑制自发呼吸的恢复。

6. 罗库溴铵 是维库溴铵的衍生物。肌肉松弛作用约为维库溴铵的 1/8 ~ 1/5，但其起效较快。用罗库溴铵 1.2mg/kg 和琥珀胆碱 2mg/kg 可在 45 秒内使 95% 患者达到 90% 的神经肌肉阻滞，这一资料表明用罗库溴铵 1.2mg/kg，可用于快速起效诱导插管。同维库溴铵一样，罗库溴铵不产生心血管不良反应，大剂量时可引起心率加快，原因可能是迷走神经被阻滞。

7. 顺阿曲库胺 是阿曲库铵的 10 种异构体混合物中的一种，灭活方式也为霍夫曼降解。其神经肌肉阻滞作用与阿曲库铵相同，不产生心血管效果或增加血浆组胺浓度，适合用于危重患者的肌肉松弛。顺阿曲库胺在老年人体内起效较慢，比年轻人长约 1 分钟。延迟的原因可能是老年人达到生物相平衡较缓慢，但这一不同并不影响恢复时间。

8. 米库氯胺 是短效肌肉松弛药。应用米库氯胺后不拮抗，在成年人残余肌肉松弛作用有发生，而在小儿较少发生，一般 10 分钟就可恢复。大剂量或快速注射可引起组胺的释放，导致血压下降、心率加快，多发生在给药后 1 ~ 3 分钟，可自行消退。临床上为了达到肌肉松弛药的快速恢复，在长效肌肉松弛药后应用短效肌肉松弛药。可是有学者发现在使用潘库溴铵后，再使用米库氯胺，并不表现为短效肌肉松弛作用。

## 五、肌肉松弛药拮抗药的心血管作用

有报道称在使用新斯的明和阿托品后可发生心律失常和心搏骤停，所以常使用各种技术来增加安全性，同时缓慢应用新斯的明和阿托品，维持充足的氧供应等。

应用新斯的明时，同时使用不充分的阿托品和格隆溴铵，可刺激心脏的胆碱能受体（M2受体）产生心搏骤停。单独使用阿托品、新斯的明或两者联合使用与心律失常的关系较为复杂，会出现如倒转的P波、文氏现象、房性期前收缩、室性期前收缩和二联律。这些情况也常在改变麻醉浓度、手术刺激、从麻醉中恢复时发生。

接受格隆溴铵和新斯的明的患者比接受阿托品和新斯的明的患者心率改变小。格隆溴铵和新斯的明、吡斯的明或依酚氯铵合用时可降低心律失常的发生率。用阿托品可能有较高的心律失常发生率，而格隆溴铵阻滞抗胆碱酯酶药的心律失常作用比阿托品有效。

依酚氯铵有两个优点：①起效时间比新斯的明或溴吡斯的明短。②仅需要和新斯的明合用时阿托品的一半剂量来防止依酚氯铵不利的心脏M2受体作用。为了减少心率的改变，起效快的依酚氯铵和阿托品应一起使用，慢起效的新斯的明和格隆溴铵应一起使用。依酚氯铵与新斯的明相比有较少的M2受体作用，它主要的作用机制是突触前。

长期接受三环类抗抑郁药治疗后使用肌肉松弛药拮抗药可导致心电图异常。长期应用阿米替林的猫，用新斯的明或新斯的明和阿托品联合用于拮抗筒箭毒碱时，可观察到ST-T改变和心肌传导改变明显增强，这可能归因于新斯的明对心脏的作用结合三环类抗抑郁药的奎尼丁样作用和对心肌的直接作用。

## 六、局部麻醉药对心血管的影响

局部麻醉药对心血管的效应，系局部麻醉期间对自主神经通路阻滞的间接作用（例如高位脊髓或硬膜外阻滞），或对心脏或血管平滑肌或心肌传导系的直接抑制作用。

在心肌细胞4相舒张期自动去极化期间，正常时存在着钾渗透力的逐渐下降。这种效应，尤其在心室肌缺血时，可被抗心律失常剂量的利多卡因所减弱或阻断，而后造成4相延长或去极化消失。更高剂量的利多卡因使0相去极化减慢，这种效应是由于钠传导的抑制。

正常心电图很少受一般抗心律失常剂量利多卡因的影响，中毒剂量的利多卡因可减慢心内传导，心电图表现为 P－R 间期和 QRS 持续时间延长和窦性心动过缓，所有这些均反映出心肌自律性降低。其他局部麻醉药也已证实具有抗心律失常的效应。

相对的心血管毒性与各种药物固有的麻醉效能一般成比例。此外，心血管系统对局部麻醉药可能的毒性效应抗拒力更强。普鲁卡因效力较弱、脂溶性较低而且与蛋白结合具有相对更强的心脏毒性。普鲁卡因引起心血管虚脱的剂量比中枢神经系统毒性剂量仅大 3.7～4.4 倍。已有若干普鲁卡因引起快速而深度心血管虚脱的病例报道。

1. 利多卡因　临床应用证明它对各种室性心律失常均有迅速而显著的疗效，能改善梗死区心肌的局部供血，故用于心肌梗死急性期防止发生室颤的疗效更好，是改善室性心律失常的首选药物。

利多卡因直接抑制希－浦氏系统的钠离子内流和促进钾离子外流，对其他心肌组织及自主神经无影响。利多卡因能降低浦肯野纤维的自律性和提高心室肌的致颤阈。在治疗浓度方面，它对希－浦氏系统的传导速度无影响，但在心肌缺血部位，细胞外钾离子浓度升高而血液偏酸性，使利多卡因减慢传导作用明显增强。在高浓度时，可抑制钠离子内流，降低动作电位 0 相上升速率而减慢传导。

2. 丁哌卡因　一般局部麻醉药中枢神经系统毒性表现多先于心脏毒性，而丁哌卡因则与此相反。①产生不可逆性心血管虚脱与中枢神经系统毒性（惊厥）间局部麻醉药剂量之比（CC/CNS），丁哌卡因要比利多卡因低。动物实验表明利多卡因 CC/CNS 为 7.1±1.1，亦即相当于 7 倍的惊厥剂量才引起不可逆的心血管虚脱，丁哌卡因则为 3.7±0.55。②血管内误入过量的丁哌卡因能引起室性心律失常与致死性室颤，利多卡因则否。③怀孕患者对丁哌卡因的心脏毒性更为敏感。④丁哌卡因引起的心血管意外，复苏困难。⑤酸中毒和缺氧可显著强化丁哌卡因的心脏毒性。

3. 罗哌卡因　其化学结构与丁哌卡因相似，但脂溶性小于丁哌卡因，神经阻滞效能小于丁哌卡因；对心脏兴奋和传导抑制均弱于丁哌卡因。

此外，麻醉药物、麻醉深度、通气方式、手术刺激、$PCO_2$ 的变化、麻醉药物对神经调节功能的干扰和麻醉状态下血管张力的改变都直接或间接影响心血管系统功能，所以应对麻醉期间循环功能变化有足够的认识，注意病情的转化，以保证治疗措施具有针对性。

## 七、心肌缺血预适应的研究

心肌缺血预适应（IPC）是指心肌在受到短暂缺血缺氧、热休克或给予特定的药物因子后产生的对随后的致死性的缺血缺氧损害的抵抗力。IPC 的效应主要表现为：减少持续的缺血再灌注时的心肌梗死面积，显著改善再灌注后心室尤其是左室功能的恢复，并减少缺血急性期的心律失常；降低心肌能量代谢率，或者在再灌注期增加已耗竭的 Krebs 循环的糖的供应，以使心肌获得能量维持收缩功能。

1. IPC 的触发物质　从 IPC 的触发到产生效应的整个信号传导过程大致分以下三个环节：受刺激后机体产生内源性的触发物质；触发物质通过膜受体将信号转导到蛋白激酶；蛋白激酶作用于效应器，产生对抗缺血缺氧的保护作用。IPC 内源性触发物质主要如下。

（1）腺苷：是心肌代谢产物，内源性扩血管剂，作用机制是与膜腺苷受体（主要是 A1 受体）结合，通过 G 蛋白偶联激活磷脂酶 C，后者经过一系列顺序激活蛋白激酶 C（PKC）和胞膜钙通道，信号最终传递至效应器——线粒体的 $K^+$ – ATP 通道。腺苷受体拮抗剂可阻断 IPC 的形成。

（2）类阿片肽：近年来阿片肽在介导 IPC 中的作用逐渐得到重视。主要激活 G 蛋白，后者激活 PKC，PKC 又可激活线粒体的 ATP 敏感的钾通道。IPC 的保护作用如缓解心绞痛、减小梗死面积等在给予阿片类药物后即刻出现，并且在 24 小时后再现。其缓解心绞痛作用不依赖于其镇痛效应。非特异性拮抗剂纳洛酮以及 δ 受体拮抗剂可抑制 IPC。

（3）一氧化氮（NO）：IPC 的延迟效应与 NO 水平中度升高有关。NO 激活鸟苷酸环化酶使 cGMP 增多，后者激活磷酸二酯酶（PDE）使 cAMP 水平下降而产生一系列效应。单磷脂 A（MLA）诱发的心肌延迟性保护作用依赖于诱生型一氧化氮合成酶（iNOS），给予拮抗剂 S – methylisothiourea（3mg/kg）可消除 MLA 的作用，在 iNOS 基因敲除的动物，MLA 根本不能发挥心肌保护作用，因此 NO 被认为在 MLA 药物预适应中起到了枢纽作用。如果 NO 产生过多，氧自由基大量产生，可能介导细胞损伤作用。

（4）肾上腺素：一般认为在 IPC 的细胞外信号转导中肾上腺素的 A1 和 A3 受体与抑制性的 G 蛋白偶联，通过作用于腺苷酸环化酶（AC）产生心肌保护作用（A1 和 A3 受体在心室肌和血管平滑肌呈优势分布）。A2 受体则与 G 蛋白偶联，产生扩血管作用（A2 受体在血管平滑肌呈优势分布）。肾上腺素受体激动药诱导 IPC 的研究已经兴起，目前还处于初期阶段。

（5）血管紧张素转化酶（ACE）：ACE 抑制药通过减少缓激肽的降解可以增加其在局部的水平，从而增强缓激肽诱导的 IPC，这种作用出现在缺血 24 小时后，表现为心肌梗死面积显著减少。

（6）降钙素基因相关肽（CGRP）：长时间的缺血再灌注后心肌可产生大量的肌酸激酶和肿瘤坏死因子 α（TNF－α），预给 CGRP 诱导 IPC 后心肌组织中的肌酸激酶和 TNF－α 的含量显著减少，心功能显著改善。另有报道称 CGRP 在 IPC 时的升高与年龄相关，老龄患者相应的保护作用减弱。

（7）激肽：心脏有独立的激肽系统，在缺血期间释放激肽，具有保护心肌的作用。外源性激肽可模拟 IPC。其具体的信号转导途径可能通过 NO 通路介导心肌保护，其最重要的通路可能是通过 PKC 途径：激肽受体偶联 G 蛋白，后者激活磷脂酶 C（PLC）分解 PIP2 为 IP3 和 DG，前者使胞内钙离子增加，后者则激活了 PKC，产生生物学效应。

（8）热休克蛋白（HSPs）：在心肌缺血/再灌注和缺血预适应的延迟相 HSP72 都是心肌自我保护系统中的重要一员。HSPs 的过度表达激活了 $5'$－外核苷酸酶，后者是合成腺苷的关键酶。因此 HSPs 的延迟性保护作用可能有赖于 $5'$－外核苷酸酶的作用，给予酶抑制剂 α，β－亚甲基腺苷二磷酸可明显降低 IPC 的保护作用。

2. IPC 的效应器　触发物质通过胞内信号传导激活蛋白激酶系统，后者使得磷酸化过程激活。早年的研究以为 IPC 的最终效应器在胞膜的 ATP 敏感的 K＋通道（K＋－ATP），通过胞外钾离子的内流使动作电位时程（APT）缩短，引起 $Ca^{2+}$ 内流而产生作用。但最近几乎所有的目光都集中在线粒体的 K＋－ATP 通道上。其结构上属于内向整流 K＋通道家族和磺脲类药物受体。受体蛋白上有 2 个 ATP 结合位点，当组织缺氧，ATP 浓度降低至某一临界值时线粒体上的 $K^+ - ATP$ 通道开放，钾离子内流，有助于重建线粒体内的电化学梯度，增强电子传递链和氧化磷酸化作用。二氮嗪是一类选择性的 $K^+ - ATP$ 通道开放剂，对线粒体上的 $K^+ - ATP$ 通道作用强大而对胞膜的 $K^+ - ATP$ 通道作用微弱，可模拟 IPC，它的作用可被线粒体的 $K^+ - ATP$ 通道阻断药格列本脲或 5 - OH - 癸酸盐（5 - HD）取消，而不能被胞膜的 $K^+ - ATP$ 通道阻断药 HMR1883 阻断。

3. 药物性诱发 IPC　已见报道的诱发策略大致可分为两类，即药物性 IPC 和非药物性 IPC。药物性诱发主要如下。

（1）作用于信号通路的药物：基于上述的机制，分别有作者提出了使用腺苷、阿片受体激动药、单磷脂 A、肾上腺素、血管紧张素转化酶抑制药（ACEI）、PKC 激动药等作为药物性 IPC 的诱导剂；还有人提出短暂的无钙灌流也可诱发出 IPC。实际上以上两种方式都是作用于不同的信号传导环节而发挥心肌保护作用。

（2）作用于效应器的药物：线粒体的 $K^+ - ATP$ 通道开放剂目前备受关注。尼可地尔作用于 ATP 敏感的 $K^+$ 通道，属于硝酸盐类药物，可提高缺血心肌心室壁的运动，具有明显的心肌保护效应。其主要的不良反应是头痛，以小剂量开始则可避免之。临床上在行经皮腔内冠脉成形术（PTCA）时静脉内给予尼可地尔可产生药物性 IPC 的作用，可以明显限制心肌梗死的面积。

（3）其他可模拟 IPC 的药物：硝酸甘油被报道预先应用于冠状血管成形术可以模拟 IPC，在硝酸甘油应用 24 小时后可发挥类似多次短暂缺血所致的 IPC 作用，即延迟性保护效应。因此预防性使用硝酸盐是保护缺血性心肌的一条新途径。

（4）吸入麻醉药：体外循环冠状血管手术中，在心脏停搏前吸入 0.5% ~ 2.0% 的恩氟烷，然后在体外循环前、后分别评估心脏压力 - 面积曲线，协方差分析结果显示其心肌保护作用非常显著（$P = 0.002$）。有关异氟烷、七氟烷、地氟烷的类似报道也分别提示能够使心肌产生预适应效应。

4. 非药物性诱发 IPC

（1）多次反复的缺血再灌注：早在 1986 年就有人发现 4 次 5 分钟的左旋支缺血可提高对后续 40 分钟的心肌缺血的耐受。此法已经成为研究缺血预适应常用的经典实验诱导方法。

（2）短期重复运动：心绞痛患者在行走中出现心绞痛，但继续行走疼痛反而减轻，此现象被称为"预热"。临床上采用重复运动试验发现首次运动 10 分钟后第二次重复运动时心绞痛发生率明显降低，潜伏期延长，ST 段压低程度减小且持续时间缩短。短期锻炼可诱发心肌对抗缺血再灌注损伤的保护作用，这种作用不依赖于 HSP 的升高，但可见到相应的 MnSOD（含 $Mn^{2+}$ 的超氧化物歧化酶）活性升高，提示脂质过氧化水平较低，因此锻炼相关性心肌保护可能部分依赖于内源性抗氧化的防御机制。

（3）远隔器官心肌预适应：一过性的肾脏或肠缺血也可诱发心肌的 IPC，这种远隔器官诱发的心肌缺血预适应又称为器官间缺血预适应。实际上由心脏的缺血再灌注导致远隔器官如大脑的损伤的发生频率也是很高的。有作者做了这样的研究：先阻断肠系膜上动脉 30 分钟，24 小时后持续阻断冠脉 30 分钟，再灌注 180 分钟，发现心肌梗死面积比假手术组（未行肠缺血术）显著减少（ $P < 0.01$ ）。此过程可能由诱生型 NOS（iNOS）介导。这种预适应的重要临床意义在于：对于那些不同病因（严重创伤、血流动力异常、阻塞性疾患等）引起的肠缺血再灌注的患者，在随后可能发生的心肌缺血治疗中会有一个更长的治疗时机，以挽救缺血的心肌。

通过对上述的有关 IPC 机制和诱发策略的分析，可以看出实际上有多种策略可供选择，有些方法在临床上已初见效果。尽管如此，对外源性诱发 IPC 的临床应用仍应持谨慎的欢迎态度。前期的机制研究是令人鼓舞的，展示的前景也是诱人的，但使用直接的外推法将实验室的结果应用于临床应予避免。对当前的研究成果进行实事求是的评价是很重要的，应避免对其寄予不切实际的期望，另外还应该通过改良的试验设计来开发这种功能强大的预适应现象的巨大潜力。

# 第二节　缺血性心脏病麻醉

缺血性心脏病指心肌相对或绝对缺血而引起的心脏病，其中约 90% 因冠状动脉粥样硬化引起；约 10% 为其他原因如冠状动脉痉挛、冠状动静脉瘘、冠状动脉瘤、冠状动脉炎等引起。因冠状动脉粥样硬化及冠状动脉痉挛引起的缺血性心脏病，简称"冠心病"。我国 40 岁以上人群中冠心病的患病率为 5% ~ 10%。缺血性心脏病的临床表现类型包括心绞痛、心肌梗死、心源性猝死及充血性心力衰竭。

## 一、心脏代谢的特点

1. 心脏耗氧量  居全身各脏器之首，静息时可达 7 ~ 9mL/（100g·min），因此在正常情况下，心肌从冠状动脉血流中的氧摄取量高达 65% ~ 75%，心肌氧储备量很低。当心肌氧耗量增加时，必须通过扩大冠状动脉管腔，增加冠状动脉血流量才能满足耗氧量增加的需求。

2. 冠状动脉的血流量  主要依赖于三个因素：冠状动脉管腔的大小、冠状动脉灌注压（体循环舒张压）的高低以及舒张期的时限。正常的冠状动脉具有一定的自主调节功能，当冠状动脉灌注压在 60 ~ 180mmHg 之间时，冠状动脉能够通过自主调节管腔的大小来维持正常的冠状动脉血流量。然而当冠状动脉灌注压低于 60mmHg 时，冠状动脉的管腔达到最大的舒张状态依然无法满足心肌的氧耗量，患者会出现心肌缺血的表现。但对于冠心病的患者，由于冠状动脉动脉粥样硬化斑块形成、管腔狭窄，冠状动脉失去了自主代偿的功能，冠状动脉狭窄 50% ~ 70% 为中度狭窄，患者在运动状态下可能出现心肌供血不足的表现，而冠状动脉狭窄 70% 以上为重度狭窄，患者在静息状态下即可能出现心肌供血不足的表现。冠状动脉循环的另一特点是心脏收缩期由于心肌毛细血管受挤压，冠状动脉循环血流量反而减少，因此冠状动脉的灌注主要发生在心脏舒张期。当心率加快，心脏舒张期缩短时可能发生冠状动脉灌注不足和心肌缺血。

3. 冠状动脉氧供的因素  冠状动脉狭窄、冠状动脉痉挛、斑块破裂血栓形成、心动过速导致心脏舒张期缩短，低氧血症导致冠状动脉含氧量下降，体循环舒张压降低导致冠状动脉灌注压不足，心肌肥厚导致心肌内毛细血管和心肌细胞的比例降低，等等。增加心肌耗氧的因素有：①心率加快。②心肌收缩力增强。③心室壁收缩期或舒张期张力增加。

## 二、术前评估

对于拟行冠状动脉搭桥手术的患者，除了术前常规脏器功能评估外，还需要通过详细的询问病史、细致的体格检查及实验室检查对患者的心脏情况进行充分的评估。

1. 评估冠状动脉粥样硬化的严重程度　特别要注意患者是否存在严重的左冠状动脉动脉主干病变或等位病变,是否存在左冠状动脉前降支近端或三支病变等高危因素。

2. 临床心功能评估　使用血管造影术或超声心动图等检查来评估左心室的收缩功能。临床心功能评估可按照纽约心脏病协会的心功能分级:Ⅰ级(体力活动不受限,一般活动无症状);Ⅱ级(一般活动引起疲劳、心悸、呼吸困难或心绞痛;休息时感觉舒适);Ⅲ级(轻活动即感心悸、呼吸困难、心绞痛,休息后缓解);Ⅳ级(休息时也有症状或心绞痛)。成人正常左心室射血分数(LVEF)为60%±7%。一般认为LVEF<50%即为心功能下降。心肌梗死患者若无心力衰竭,LVEF多在40%~50%;如果出现症状,LVEF多在25%~40%;如果在休息时也有症状,LVEF可能<25%。LVEF可通过左心室导管心室造影获得,也可通过超声心动图、核素心脏显像获得。LVEF正常或大于50%时,患者术后发生低心排综合征的危险度低,而LVEF在25%~50%之间的患者具有中等危险度,LVEF低于25%的患者具有高危险度。

3. 评估患者是否存在急性冠状动脉综合征　明显的充血性心力衰竭、严重心律失常以及瓣膜疾病等严重影响围手术期生存率的因素。存在上述并发症的患者,围手术期发生心梗、恶性心律失常、心源性休克等风险很高。

影响手术效果的危险因素如下:①年龄大于75岁。②女性,冠状动脉细小,吻合困难,影响通畅率。③肥胖。④LVEF<40%。⑤左冠状动脉主干狭窄>90%。⑥术前为不稳定性心绞痛,心力衰竭。⑦并发瓣膜病、颈动脉病、高血压、糖尿病、肾及肺疾病。⑧心肌梗死后7天内手术。⑨PTCA后急症手术。⑩再次搭桥手术,或同期施行其他手术。

## 三、术前准备

1. 冠心病二级预防用药　包括降压药、降脂药、控制心率的β受体阻滞剂均口服至手术当日晨,小口水送服;抗血小板药物是否停药及是否使用抗凝治疗需根据患者冠状动脉病变的严重情况和外科医生的要求进行个体化决策;对于病情不稳定继续服用阿司匹林、氯吡格雷等抗血小板药物的患者，术前需备血小板以防因血小板功能不全导致术中止血困难。

2. 对于冠心病患者　特别是对于存在急性冠状动脉综合征的患者，术前应采取各种措施来缓解患者紧张焦虑的情绪，包括精神安慰和镇静镇痛药物的使用；但对于并发心力衰竭或肺部疾病的患者，术前使用镇痛镇静药物时需注意药物的用量，并加强监测。

3. 对于存在心力衰竭的患者　术前应采取强心利尿等治疗纠正心力衰竭症状。

4. 术前准备过程　需监测并纠正电解质紊乱等情况，尤其需避免低钾血症和低镁血症。

5. 营养状况较差的患者　需加强营养支持治疗，纠正低蛋白血症和贫血。

6. 对于高血压和糖尿病患者　需调整降压药和降糖药的用量，使术前血压血糖控制平稳。

同时麻醉医生应特别关注患者心电图上的或病史中的异常心律，例如房心颤动或其他室上性心动过速（可能导致血流动力学不稳定或增加栓塞性神经并发症的发生）、左束支传导阻滞、PR 间期延长（可能发展为更进一步的心脏传导阻滞）及完全性心脏阻滞（可能已经安置了起搏器）。应充分了解目前的抗心律失常治疗方法，麻醉前准备好相应的抗心律失常药物。

## 四、麻醉要点

1. 麻醉监测　标准的常规监测包括：有创动脉血压监测（通常采用桡动脉）、中心静脉压监测、五导联心电图监测、脉搏血氧饱和度监测、鼻温和肛温监测、术中动脉血气分析、ACT 监测等。麻醉深度监测包括 BIS 和 Narcotrend。对于存在肺动脉高压或右心室功能不全的患者可采用肺动脉导管监测，有条件的机构还可采用 TEE 和 PiCCO 等检查来监测术中的血流动力学指标，指导术中补液及血管活性药物的使用。同时 TEE 还能够在早期发现心肌缺血的部位和范围，指导外科手术方案，评估心脏瓣膜功能。复杂的神经系统功能监测包括术中脑电图监测、多普勒脑血流图及脑氧监测等，但这些监测手段的使用与神经系统的改善并无直接相关性。

2. 麻醉方法及药物的选择　患者进入手术间后先建立心电图、脉搏氧饱和度、无创袖带血压监测，镇静吸氧，开放 1~2 条 14G 的外周静脉通道，并在局部麻醉下建立桡动脉有创监测。对于存在左冠状动脉主干严重病变或心功能不全的患者，需在麻醉诱导前放置主动脉球囊反搏装置。

目前仍没有确切证据证实某一种麻醉药物明显优于其他药物，所以无论采用七氟醚、异氟醚还是以丙泊酚为基础进行静脉麻醉，只要血流动力学控制平稳就都能够取得满意的麻醉效果。传统的心血管手术主要依赖于大剂量阿片类药物的使用，但大剂量长效阿片类药物的使用使患者术后麻醉苏醒缓慢，拔管延迟，术后并发症和医疗费用明显增加。目前的临床实践已经证实，使用中、小剂量阿片类药物能够取得和大剂量阿片类药物相同的血流动力学效果。

3. 术中注意事项　手术开始后外科医生先取大隐静脉，此过程手术疼痛刺激较小，因此麻醉深度不宜过深，否则容易导致严重的心动过缓和低血压。如果同时取乳内动脉，劈胸骨的疼痛刺激较强烈，需达到足够的镇痛和麻醉深度，以避免心动过速和高血压导致心肌缺血。外科医生取乳内动脉时应将手术床升高并稍向左侧倾斜以便于外科医生操作；同时采用小潮气量、高通气频率的方式以减少胸膜膨胀对术野的干扰。

4. 体外循环　体外循环前需要对患者进行肝素化，肝素的剂量通常为 3mg/kg，ACT 需大于 480 秒。同时要追加镇痛和肌松药，以弥补体外循环后药物分布容积增大及体外循环机器黏附造成的药物浓度降低。在主动脉插管前，采用 TEE 评估升主动脉或主动脉弓部有无钙化或游离粥样斑块，并确定它们的具体位置以指导插管的位置。主动脉插管时需适当降低血压，收缩压小于 110mmHg，对于动脉粥样硬化严重的患者收缩压甚至要降得更低。在动静脉插管期间，由于容量丢失、心脏受压等因素，患者极易发生严重低血压、恶性心律失常等并发症，麻醉医生应密切关注患者的血流动力学情况，随时提醒外科医生。体外循环开始后停止机械通气，采用静态膨肺的方法减少术后肺不张的发生率；定期检查颈静脉的压力，查看患者的颜面部有无水肿，及时发现由颈静脉梗阻导致的颜面静脉回流障碍；体外循环期间可以采用单次推注苯二氮类药物或持续泵注丙泊酚，定期追加阿片类药物和肌松药物来维持麻醉深度。体外循环期间由于药物分布容积扩大、体外循环机器管壁对药物的黏附作用、机体温度降低导致药物代谢减慢等各种因素的影响，麻醉药物的药代动力学无法按照常规方法进行计算，因此术中加强麻醉深度监测对于避免麻醉过浅和术中知晓极为重要。

5. 心脏复跳前的准备　复查动脉血气分析，确保酸碱平衡及电解质在正常范围内，血细胞比容大于 20%；肛温恢复至 35℃ 以上；压力换能器重新调零；各种监护仪工作正常；准备好可能用到的各种血管活性药物，比如硝酸甘油、肾上腺素、去甲肾上腺素、胺碘酮等。

6. 体外循环停机前注意事项　复温完全，肛温高于 36℃；电解质在正常范围内，血红蛋白在 9g/dl 以上；TEE 检查示心腔内没有大量的气泡；容量基本正常，在使用或者未使用血管活性药物的情况下，心肌收缩力基本良好；无论是起搏心律还是自主心律，要求没有恶性心律失常；血流动力学基本平稳的情况下可以考虑脱离体外循环。体外循环停机后，给予鱼精蛋白拮抗体内的残余肝素。鱼精蛋白和肝素之比为 0.8 : 1～1.0 : 1，之后根据 ACT 的情况决定是否追加鱼精蛋白。

7. 体外循环后麻醉管理　需要避免容量过负荷，避免左心室室壁张力过高导致心肌氧耗量增加；维持冠状动脉灌注压，对于术前存在心功能不全的患者，可能需使用正性肌力药物及缩血管药物来维持血压，部分患者甚至需要主动脉内球囊反搏来维持冠状动脉灌注压；避免过度通气、麻醉过浅等因素导致的冠状动脉痉挛，尤其是对于搭动脉桥的患者需泵注硝酸甘油或钙通道拮抗剂类药物以防冠状动脉痉挛；输注机血时需适当补充鱼精蛋白，但要避免鱼精蛋白过量导致桥血管血栓形成。

8. 冠状动脉搭桥手术中外科和技术性缺血并发症

（1）移植物近端或远端吻合不佳。

（2）失误导致冠状动脉后壁切口而形成冠状动脉夹层。

（3）冠状动脉缝闭。

（4）静脉移植物长度不够使血管在心脏充盈时受到牵拉。

（5）静脉移植物过长导致静脉扭结。

（6）静脉移植物血栓形成。

缺血的其他原因包括：①冠状动脉气体栓塞或粥样斑块碎片栓塞。②冠状动脉痉挛。③肺过度充气导致的静脉移植物牵拉或乳内动脉血流阻塞。心脏停搏液的残留、室壁瘤或心包炎可能导致在没有真正缺血的情况下出现 ST 段抬高。

9. 心肌缺血监测　心电图仍然是监测心肌缺血的标准方法。心脏手术患者使用的监护仪应能够同时查看两个导联的心电图，通常是 Ⅱ 导联和 V5 导联，能同时自动分析 ST 段者更优。但对于心肌缺血的监测，心电图改变的敏感性低于 TEE 监测到的局部室壁运动异常。因此，在血管重建手术中可以采用 TEE 来动态观察心腔半径的缩短和心室壁厚度的增加，用以评价局部心肌是否存在缺血的情况。与其他方法相比，TEE 通常可以提供更好的信息，这对脱离体外循环后患者的评估具有十分重要的价值。

## 五、术后注意事项

1. 保证氧供

（1）维持血压和心脏收缩功能，必要时辅用小剂量血管活性药物。同时保证足够的血容量，使 CVP 维持在满意的水平。应用小剂量硝酸甘油，防止冠状动脉痉挛，扩张外周血管。

（2）维持血红蛋白浓度，桥血管通畅的患者维持 8g/dl 即可满足心肌氧摄取率、混合静脉血氧张力及冠状窦氧张力。但对于心功能不全、年龄 >65 岁或术后出现并发症导致机体氧耗量增加的患者，血红蛋白浓度应维持 10g/dl 或更高。

（3）维持血气及酸碱度正常，充分给氧。积极治疗酸中毒、糖尿病及呼吸功能不全。

2. 减少氧耗

（1）保持麻醉苏醒期平稳，避免术后过早减浅麻醉，应用镇静镇痛药以平稳过渡到苏醒期。

（2）预防高血压和心动过速，必要时使用 α 受体阻滞剂（压宁定）、β 受体阻滞剂（美托洛尔）、钙通道拮抗剂等药物。如果仍出现血压升高，试用小剂量硝普钠，但应注意术后患者对硝普钠较敏感，需慎重掌握剂量。控制心率，避免心动过速导致心肌缺血。

3. **早期发现心肌梗死** 冠状动脉搭桥患者围手术期心肌缺血的发生率为 36.9% ~55%，其中 6.3% ~6.9% 发生心肌梗死。临床上小范围的心肌梗死往往不易被发现；大范围心肌梗死则可引起低心排综合征或恶性心律失常，其中并发心源性休克者为 15% ~20%，病死率高达 80% ~90%；并发心力衰竭者为 20% ~40%。早期发现心肌梗死具有重要性，其诊断依据有：①主诉心绞痛；不明原因的心率加快和血压下降。②心电图出现 ST 段及 T 波改变，或心肌梗死表现。③心肌肌钙蛋白（cTnI）、CK－MB、肌红蛋白（Myo）有重要的诊断价值。

4. **心律失常的防治** 心律失常可加重血流动力学紊乱，使心肌氧耗量增加，氧供减少，易导致心肌及体循环灌注不足。因此术后及时纠正心律失常对于维持患者血流动力学平稳，减少术后并发症极为重要。当患者发生心律失常时，首先要去除心律失常的诱发因素，比如电解质紊乱、酸碱失衡、缺氧、二氧化碳蓄积、疼痛刺激、情绪紧张等。去除诱因后若心律失常仍持续存在，则根据患者心律失常的类型选用合适的抗心律失常药物。搭桥手术后器质性的心律失常通常为室性心律失常，可以选用胺碘酮治疗，先给予负荷剂量 150mg 在 10 分钟内缓慢注射，然后以 1mg/min 速度持续输注 6 小时，再以 0.5mg/min 的速度输注 18 小时进行维持。

5. **术后镇痛** 心脏手术后伤口疼痛不仅会增加患者的痛苦，更有可能引起机体一系列的病理生理改变。例如：①患者取强迫体位，不敢呼吸，肺通气量下降，导致低氧血症和 $CO_2$ 蓄积。②患者不能有效咳嗽排痰，易诱发肺不张和肺炎。③患者焦虑、烦躁、睡眠不佳，可使体内儿茶酚胺、醛固酮、皮质醇、肾素－血管紧张素系统分泌增多，从而导致高血压、心动过速、心肌耗氧量增加，引起心肌缺血。④引起交感神经兴奋，使胃肠功能受到抑制，引发腹胀、恶心、尿潴留等。综上所述，对于冠状动脉搭桥手术后的患者施行有效的镇痛具有极重要意义。

# 第三节 瓣膜病麻醉

心脏瓣膜病是指由炎症性、先天性、老年退行性、缺血性坏死或创伤等原因引起瓣膜的结构（如瓣叶、瓣环、腱索或乳头肌）或功能异常，从而导致的瓣口狭窄和（或）关闭不全。心室或动脉根部严重扩张也可引起相应瓣膜的相对性关闭不全。

目前我国的心脏瓣膜疾病中以风湿性瓣膜病最为常见。在 20 ~ 40 岁的心脏瓣膜病患者中，约70%的患者为风湿性心脏病。成人风湿性心脏病中，1/3 ~ 1/2 病例可无明显风湿病史。风湿性瓣膜病以累及左心瓣膜为多见，其中单独二尖瓣病变约占70%，二尖瓣并发主动脉瓣病变约占25%，单独主动脉瓣病变占 2% ~ 3%。

风湿性心脏病的发病率在逐年下降，而随着诊疗技术及外科技术的提高，感染性心内膜炎、白塞氏病、梅毒以及马方综合征等原因导致的瓣膜病变比例逐年增加。因此心脏瓣膜置换术仍然是心脏手术中十分重要的一个部分。熟练掌握心脏瓣膜疾病的特点及其麻醉处理原则是心血管麻醉医生的基本技能之一。

## 一、瓣膜病分类

1. 二尖瓣狭窄 正常二尖瓣瓣口面积为 4 ~ 6cm²，瓣口长径为 3 ~ 3.5cm。二尖瓣狭窄几乎都是继发于风湿性心脏病。风湿性瓣膜病的病变进展过程较长，患者通常在风湿热后10 ~ 20 年甚至更长时间后才出现症状。自然病程是一个缓慢的进行性衰退的过程，首先是劳力性呼吸困难，然后发展为静息性呼吸困难，夜间阵发性呼吸困难，同时可伴有疲劳、心悸、咯血，以及扩大的心房和增粗的肺动脉压迫喉返神经引起声嘶等。随着二尖瓣狭窄病程的延长，左心房淤血逐渐扩大，左心房壁纤维化及心房肌束排列紊乱，导致传导异常，可并发心房纤颤。心房颤动使左心室充盈进一步受限，患者的症状进一步加重；同时增大的心房内形成湍流，易导致血栓形成。血栓脱落可导致体循环栓塞的症状。

随着风湿性瓣膜病病程的进展，二尖瓣狭窄的严重程度可根据瓣口面积的大小分为轻度、中度和重度。①轻度二尖瓣狭窄：瓣口面积达到 1.5 ~ 2.5cm²，此时中度运动可引起呼吸困难，患者处于无症状的生理代偿期。②中度二尖瓣狭窄：瓣口面积达到 $1.0 \sim 1.5 cm^2$，轻中度的活动即可引起呼吸困难等症状。此时，由左心房收缩引起的心室充盈量占左心室总充盈量的30%，因此房心颤动或其他原因（如甲亢、妊娠、贫血或发热等）引起的高心排血量状态均可引起严重的充血性心力衰竭。同时左心房压力逐渐升高，肺循环淤血，肺动脉收缩，肺动脉内膜增生，肺动脉中层肥厚，最终造成慢性肺动脉高压，右心功能不全。③重度二尖瓣狭窄：瓣口面积 $< 1.0 cm^2$，患者在静息状态下即可出现呼吸困难等症状。此时患者左心房压明显升高，休息状态下出现充血性心力衰竭的表现，同时心排量明显降低，可出现心源性休克。慢性肺动脉高压使右心室扩大，室间隔受压左移使左心室容积进一步减小；右心扩大可致三尖瓣相对关闭不全，出现三尖瓣反流，右心负荷进一步加重，进而出现右心功能不全，引起体循环淤血症状。

2. 二尖瓣关闭不全　二尖瓣关闭不全根据病程的长短可分为急性二尖瓣关闭不全和慢性二尖瓣关闭不全：①急性二尖瓣关闭不全的常见病因包括心肌缺血导致的乳头肌功能不全或腱索断裂，感染性心内膜炎导致的瓣膜损伤，等等。急性二尖瓣关闭不全患者由于病程进展较快，短时间内左心房压力明显升高，可致肺淤血水肿；左心室容量超负荷使左心室舒张末压增高，代偿性交感兴奋使心率加快，外周阻力增加，这两者可增加心肌的氧耗量，加重心肌缺血。②慢性二尖瓣关闭不全的常见病因是风湿性心脏病，但风湿性二尖瓣关闭不全很少单独发生，通常并发有二尖瓣狭窄。风湿性二尖瓣关闭不全的发病也是一个缓慢而无症状的过程。患者在患病后的 20 ~ 40 年内可以很好地耐受该疾病，而没有临床不适主诉。但患者一旦出现明显的疲劳、呼吸困难或端坐呼吸等症状，则预示着疾病已进入晚期，未经诊治的患者可在 5 年内死亡。慢性二尖瓣关闭不全根据反流的程度和患者的症状又可分为轻度、中度和重度：①轻度二尖瓣关闭不全为无症状的生理性代偿状态。在这个阶段，随着病程的进展，左心室发生偏心性肥厚，左心室腔逐渐扩大。尽管左心室舒张末容积显著增加，但由于左心室扩大，左心室舒张末压基本维持在正常水平。左心室总每搏量的增加补偿了反流每搏量，因此前向每搏量也基本保持在正常水平。另外左心房体积增大，左心房内压接近正常水平，肺动脉压力也基本在正常范围内。但多数患者最终会出现心房颤动。②中度二尖瓣关闭不全为有症状的损害。持续增大的左心系统使二尖瓣瓣环进一步扩张而致反流量继续增大。此时左心室扩大和肥厚已无法代偿反流量导致的前向心排量减少，患者可出现疲劳、全身虚弱等心力衰竭症状。一旦反流分数超过60%，患者将发生充血性心力衰竭。二尖瓣关闭不全患者 LVEF 通常较高，如果此类患者的 LVEF 值小于等于50%，则提示患者存在明显的左心室收缩功能不全。③重度二尖瓣关闭不全为终末衰竭期。重度的二尖瓣反流可使左心房压明显升高，引起肺动脉高压，最终导致右心衰竭；持续而严重的前向心排血量损害可致心源性休克；左心室长期扩大、劳损致收缩功能不全，心肌纤维化，可引发心律失常，加重心源性休克。左心室功能持续恶化的患者，即使瓣膜手术后左心室功能也很难恢复。

　　3. 主动脉瓣狭窄　　正常主动脉瓣口面积 3～4cm²。主动脉瓣狭窄的常见原因包括风湿性心脏病、先天二瓣畸形或老年退行性变等。风湿性主动脉狭窄患者通常伴有关闭不全，患者可出现心绞痛、晕厥、充血性心力衰竭、猝死等临床表现。主动脉瓣狭窄根据瓣口面积和患者的症状也可分为轻度、中度和重度：①轻度为无症状的生理代偿期。患者的左心室收缩压增加，可高达 300mmHg，从而使主动脉收缩压和每搏量保持相对正常。但由于左心室射血阻力增加，左心室后负荷加大，舒张期充盈量增加，心肌纤维伸展、肥大、增粗呈向心性肥厚。此期，左心室舒张末压增高提示左心室舒张功能下降，顺应性降低。②中度为有症状的损害。当瓣口面积达到 0.7～0.9cm² 时，可出现心脏扩大和心室肥厚，左心室舒张末容积和压力升高。但心室肥厚的同时，心肌毛细血管数量并不相应增加。左心室壁内小血管受到高室压及肥厚心肌纤维的挤压，血流量减少；左心室收缩压增高而舒张压降低，可影响冠状动脉供血，因此主动脉狭窄患者心肌氧耗量增加的同时，心肌的氧供却明显降低，严重患者可出现缺血性心肌损伤，进而导致左心室收缩功能受损，LVEF 下降。主动脉瓣狭窄患者左心室舒张末压明显升高，因此左心房收缩可提供高达 40% 的心室充盈量，患者出现房心颤动时可致左心室充盈不足，导致病情急剧恶化。③重度主动脉瓣狭窄为终末衰竭期。此时主动脉瓣指数降至 0.5cm²/m²，LVEF 进一步降低，左心室舒张末压进一步升高。当患者的左心房压超过 25～30mmHg 时，患者可出现肺水肿，充血性心力衰竭等症状，且患者通常会出现猝死。

**4. 主动脉瓣关闭不全**　主动脉瓣或主动脉根部病变均可引起主动脉瓣关闭不全。①急性主动脉瓣关闭不全可因感染性心内膜炎、主动脉根部夹层动脉瘤或外伤引起。突发的主动脉瓣关闭不全使左心室容量负荷急剧增大，左心室舒张末压升高；同时心室前向心排量减少，交感张力代偿性升高，产生心动过速和心肌收缩力增强，心肌氧耗量增加；患者舒张压降低，室壁张力增加，心肌氧供减少。因此，重症患者或并发基础冠状动脉病变的患者可能出现心肌缺血性损伤。前向心排量减少致心功能不全，液体潴留导致前负荷进一步增加，这种恶性循环可致左心室功能急剧恶化，需紧急手术治疗。②慢性主动脉瓣关闭不全60%～80%由风湿病引起，风湿病可使瓣叶因炎症和肉芽形成而增厚、硬化、挛缩、变形；主动脉瓣叶关闭线上有细小疣状赘生物，瓣膜基底部粘连，因此此类主动脉瓣关闭不全患者通常并发主动脉瓣狭窄。其他病因有先天性主动脉瓣脱垂、主动脉根部病变扩张、梅毒、马方综合征、非特异性主动脉炎以及升主动脉粥样硬化等。慢性主动脉瓣关闭不全根据病情严重程度可分为轻度、中度和重度：①轻度为无症状的生理性代偿期。主动脉瓣反流可致左心室舒张和收缩容量负荷增加，容量负荷的增加伴随着左心室壁增厚和室腔扩大，但左心室舒张末压维持相对正常。反流分数小于每搏量40%的患者基本没有临床症状。②中度为有症状的损害。当主动脉瓣反流量超过每搏量的60%时，可出现持续的左心室扩大和肥厚，最终导致不可逆的左心室心肌组织损害。当患者出现左心室心肌组织不可逆损伤时可表现为左心室舒张末压升高。左心室舒张末压超过20mmHg时表明左心室功能不全，随后出现肺动脉压增高并伴有呼吸困难和充血性心力衰竭。③重度为终末衰竭期。随着病情的加重，左心室功能不全持续发展，最终变为不可逆。此期患者症状发展迅速，外科治疗效果差。由于严重的主动脉瓣反流，舒张压明显降低，引起舒张期冠状动脉灌注不足，患者可发生心绞痛。

**5. 三尖瓣狭窄**　三尖瓣狭窄多因风湿热所致，且多数与二尖瓣或主动脉瓣病变并存。表现为瓣叶边沿融合、腱索融合或缩短。其他还有先天性三尖瓣闭锁或下移 Ebstein 畸形。三尖瓣狭窄的病理生理特点为：①瓣口狭窄致右心房淤血、右心房扩大和房压增高。病变早期由于静脉系统容量大、阻力低，缓冲量大，右心房压在一段时间内无明显上升；但随着病情的加重，静脉压明显上升，可出现颈静脉怒张，肝大，甚至出现肝硬化、腹腔积液和水肿等体循环淤血的症状。②由于右心室舒张期充盈量减少，肺循环血量及左心充盈量下降，可致心排出量下降而使体循环供血不足。③由于右心室搏出量减少，即使并存严重二尖瓣狭窄，也不致发生肺水肿。

6. 三尖瓣关闭不全　三尖瓣关闭不全多数属于功能性改变，常继发于左心病变和肺动脉高压引起的右心室肥大和三尖瓣环扩大，由于乳头肌、腱索与瓣叶之间的距离拉大而造成关闭不全；因风湿热引起者较少见。

7. 联合瓣膜病　侵犯两个或更多瓣膜的疾病，称为联合瓣膜病。常见的原因有风湿热或感染性心内膜炎，病变往往先从一个瓣膜开始，随后影响到其他瓣膜。例如风湿性二尖瓣狭窄时，因肺动脉高压而致肺动脉明显扩张时，可出现相对性肺动脉瓣关闭不全；也可因右心室扩张肥大而出现相对性三尖瓣关闭不全。此时肺动脉瓣或三尖瓣瓣膜本身并无器质病变，只是功能及血流动力学发生变化。又如主动脉瓣关闭不全时，射血增多可出现主动脉瓣相对性狭窄；大量血液反流可影响二尖瓣的自由开放而出现相对性二尖瓣狭窄；也可因大量血液反流导致左心室舒张期容量负荷增加，左心室扩张，二尖瓣环扩大，而出现二尖瓣相对性关闭不全。联合瓣膜病发生心功能不全的症状多属综合性，且往往有前一个瓣膜病的症状部分掩盖或减轻后一个瓣膜病临床症状的特点。

## 二、术前准备

1. 心理准备　无论瓣膜成形术还是瓣膜置换术都是创伤较大的大手术；机械瓣置换术的患者还需要终身抗凝，影响患者的生活质量。因此，术前要对患者详细地讲述病情、风险以及麻醉相关的有创操作，使之了解麻醉当天可能发生的事情，有充分的心理准备；同时鼓励患者，使之建立信心，减少术前焦虑和紧张。

2. 术前治疗

（1）术前尽量加强营养支持治疗，改善患者的全身情况。心力衰竭或肺水肿患者应用强心利尿药，使循环维持在满意状态后再接受手术。

（2）术前重视呼吸道感染或局灶感染的积极防治，若存在活动性感染灶，手术应延期进行。

（3）长期使用利尿药者可能发生电解质紊乱，特别是低血钾，术前应予调整至接近正常水平。

（4）术前治疗药物可根据病情酌情使用，如洋地黄或正性肌力药及利尿药可用到手术前日，以控制心率、血压和改善心功能；降压药和β受体阻滞剂使用至手术日晨，小口水送服。但应注意，不同类型的瓣膜病有其各自的禁用药，如β受体阻滞剂能减慢心率，用于主动脉瓣或二尖瓣关闭不全患者，可能会增加反流量而加重左心负荷；主动脉瓣严重狭窄的患者使用β受体阻滞剂可能会出现心搏骤停。二尖瓣狭窄并发心房纤颤，要防止心率加快，不宜使用阿托品；主动脉瓣狭窄患者不宜使用降低前负荷（如硝酸甘油）及降低后负荷（钙通道阻滞剂）的药物以防心搏骤停；术前并发严重病窦综合征、窦性心动过缓或严重传导阻滞的患者，为预防麻醉期骤发心脏停搏，麻醉前应先经静脉安置临时心室起搏器；对重症心力衰竭或严重冠状动脉病变的患者，在施行抢救手术前应先安置主动脉内球囊反搏，并联合应用正性肌力药和血管扩张药，以改善心功能和维持血压。

### 三、麻醉要点

1. 麻醉诱导　瓣膜病患者通常都有明显的血流动力学改变和心功能受损，麻醉诱导必须缓慢而谨慎。麻醉诱导前连接心电图、脉搏血氧饱和度，并在局部麻醉下建立桡动脉有创监测。诱导药的选择以不过度抑制循环、不加重血流动力学紊乱为前提：①对于病情轻到中度的患者可采用咪达唑仑、依托咪酯、芬太尼诱导；肌松剂可根据患者心率进行选择，心率不快者可用泮库溴铵，心率偏快者用阿曲库铵、哌库溴铵等。②对病情重、心功能Ⅲ～Ⅳ级患者，可采用依托咪酯、芬太尼进行诱导，给药时根据血流动力学情况缓慢加量。

2. 麻醉维持　可采用吸入麻醉，也可采用以静脉药物为主的静吸复合麻醉。对于心功能较差的患者，以芬太尼或舒芬太尼等阿片类药物为主，复合丙泊酚、异氟醚或七氟醚等麻醉药物。但麻醉过程中需加强麻醉深度监测，预防术中知晓。对于心功能较好的患者，可以吸入麻醉药为主，如并发窦房结功能低下者可加用氯胺酮。在体外循环前、中、后应及时追加静脉麻醉药以防麻醉过浅致术中知晓。静脉麻醉药可直接注入体外循环机或经中心静脉测压管注入。

（1）二尖瓣狭窄手术：体外循环前麻醉管理要点包括①容量管理，一方面要保持足够的血容量，保证足够的左心前负荷，另一方面又要严控输入量及速度，以免左心房压继续升高导致急性肺水肿；此类患者体位改变对回心血量的影响十分明显，应缓慢改变体位。②心率管理，防止心动过速，否则舒张期缩短，左心室充盈进一步减少，可导致心排量明显下降；同时也要防止心动过缓，因为重度二尖瓣狭窄患者主要依靠心率适当加快来代偿每搏量的减少，若心动过缓，血压将严重下降；房心颤动伴心室率过快时，应选用洋地黄控制心率。③避免肺循环压力进一步升高；二尖瓣狭窄患者通常存在肺动脉高压，而低氧血症、酸中毒、高碳酸血症或使用氧化亚氮等因素可引起严重的肺血管收缩，进一步加重肺动脉高压，从而导致右心功能不全。右心心排量降低使左心房压降低，而室间隔左移使左心室内压升高，因此左心室前负荷明显降低，从而引起体循环血压明显下降。④除非血压显著下降，一般不用正性肌力药，否则反而有害；有时为保证主动脉舒张压以维持冠状动脉血流，可适量应用血管加压药。

体外循环后麻醉管理要点：①人工瓣膜置换后，二尖瓣跨瓣压差降低，左心室充盈改善，但由于左心室长期处于容量减少状态，重症患者甚至存在失用性心肌萎缩，容量过负荷或心动过缓可致心室过度扩张，从而引起左心衰，甚至房室破裂。②在维持足够心排量的前提下尽量降低左心室舒张末压，适当使用强心药物增强心肌收缩力，维持适当的心率，减小左心室大小和室壁张力。③部分慢性房颤患者在体外循环后转复为窦性心律，应给予胺碘酮等抗心律失常药物或给予心房起搏以维持窦性心率。

（2）二尖瓣关闭不全手术：①适当的左心室前负荷对于保证足够的前向心排量非常重要，但容量超负荷可使左心房压升高，导致心力衰竭和肺水肿。②心率应维持在正常甚至较快的水平，否则容易引起左心室容量负荷增加，反流分数增加，前向心排量减少。③降低左心室后负荷有助于减少反流分数，因此术中要防止高血压，必要时可用扩血管药降低外周阻力。④可能需要用正性肌力药支持左心室功能。

（3）主动脉瓣狭窄手术：体外循环前的麻醉管理要点包括①容量管理，左心室的心排量对于左心室前负荷十分依赖，适当的左心室前负荷对于维持正常每搏量而言十分重要，不恰当地使用硝酸甘油等扩血管药物可致回心血量骤降，从而引起心排量骤降，患者会出现严重的心肌缺血或脑缺血；但容量超负荷可使左心室舒张末容量和压力进一步升高，导致心力衰竭，也应该避免。②心率管理，最好维持在 70～80 次/分，心率过快或过慢患者都不能很好地耐受。但相对而言，稍慢的心率（50～60 次/分）较偏快的心率（＞90 次/分）为好。因为主动脉瓣狭窄时，左心室射血分数对收缩期的长短十分依赖，心率过快时，左心室射血时间不足导致 CO 明显下降；室上性心动过速可使有效心房收缩丧失，左心室充盈受限，也可导致病情的急剧恶化；对心房退化或丧失窦性心律者应安置心房心室顺序起搏器。③体循环阻力，左心室射血的后负荷大部分来自狭窄的瓣膜，因而基本是固定的，体循环压力下降对于减小左心室后负荷作用甚微。而冠状动脉灌注对体循环舒张压却十分依赖，加上主动脉瓣狭窄患者左心室肥厚，舒张末压升高，极易发生心内膜下缺血，因此术中应避免体循环压力下降。麻醉诱导时，要准备好去氧肾上腺素等 α 受体激动剂，积极纠正低血压以维持心肌灌注。

体外循环心肌保护及心脏复跳时的管理要点：①存在心肌肥厚的患者，体外循环期间心肌保护十分重要，要保证升主动脉阻断期间停搏液有效的灌注，必要时可采取顺灌＋逆灌相结合。②心脏复跳时容易出现顽固性室颤，因此复跳前要求复温完全，充分排气，维持电解质、酸碱平衡和冠状动脉灌注压，必要时使用利多卡因、胺碘酮等抗心律失常药物。如果经过上述处理仍无法恢复正常节律，可采用温血半钾停跳液进行温灌注一次后再行复跳。

（4）主动脉瓣关闭不全手术：①保证足够的左心室前负荷。主动脉瓣大量反流患者左心室心排量依赖于左心室前负荷，因此瓣膜置换前要避免使用静脉扩张药物。②对于主动脉瓣关闭不全的患者，保持较快的心率有助于增加前向心排量。心率增加时，由于反流分数降低，左心室舒张末容积和舒张末压降低，因此心内膜下血流反而能够得到改善。90 次/分的心率对于患者而言最为合适。③降低体循环阻力有助于降低反流量，改善心内膜下血供。④对于左心室明显扩张，甚至存在收缩功能不全的患者需给予 β 受体激动剂增强心肌收缩力。主动脉内球囊反搏在瓣膜置换前属于禁忌证。

## 四、术后注意事项

1. 二尖瓣狭窄　二尖瓣狭窄患者的左心室由于失用性萎缩和体外循环手术打击，术后早期收缩功能往往明显受损。因此，术后早期的管理依然是控制容量，避免左心室超负荷，同时维持适当的心率，避免心动过缓。如果患者存在明显的收缩功能不全，则加用正性肌力药物辅助度过恢复期。

2. 二尖瓣关闭不全　二尖瓣关闭不全的患者左心室容积扩大，因此术后需要有足够的血容量以保证心排量。但瓣膜置换后，左心室必须把每搏量全部泵入主动脉，失去了心房的缓冲作用，因此左心室的负荷增大。所以，体外循环后通常需要正性肌力药的支持，以增加左心室做功。房心颤动患者如果在体外循环后恢复窦性心率，则需要加用抗心律失常药物，进行快速房室顺序起搏，维持水电解质平衡，以维持窦性心律。

3. 主动脉瓣狭窄　术后早期，主动脉瓣梗阻消除，每搏量增加，肺毛细血管楔压和左心室舒张末压随即降低，但肥厚的心肌仍需要较高的前负荷来维持其正常的功能。若瓣膜置换成功，术后心肌功能一般能够迅速得到改善。

4. 主动脉瓣关闭不全　瓣膜反流得到纠正后，左心室舒张末容积和压力随即下降，但左心室肥厚和扩大依然存在，因此需要维持较高的前负荷以维持左心室的充盈。同时，术后早期左心室功能低下，可能需要正性肌力药的支持。

# 第八章　胸外科手术麻醉

## 第一节　肺部手术的麻醉

肺切除术是治疗肺内或支气管疾病的重要外科手段，常应用于肺部肿瘤、药物难以治愈的感染性疾病（肺结核、肺脓肿）、支气管扩张、肺大疱等疾病的治疗。根据不同病情可分为：全肺切除术和部分肺切除（包括肺叶切除、肺段切除或楔形切除）。此外，因病变累及范围增大，可能采取支气管或肺动脉袖形切除术、胸膜肺切除等特殊手术方式。

对肺隔离技术要求较高，熟练掌握各种肺隔离技术和正确应对各种通气和换气功能异常，减少肺损伤，强调肺保护是肺切除术麻醉管理的关键。

### 一、麻醉前用药

一般无特殊要求。哮喘及喘息性支气管炎患者避免使用吗啡；抗胆碱能药物可能引起患者的不适，不宜在麻醉前给药，术中需要时应用即可。

### 二、麻醉方式的选择

肺切除术目前基本在支气管内麻醉下完成，全身麻醉方式可选择有全凭静脉麻醉、静吸复合麻醉、静脉或静吸全身麻醉联合硬膜外阻滞或椎旁阻滞麻醉等。

### 三、选择适当的肺隔离技术

双腔支气管导管仍是最常用的选择，在确定不涉及左总支气管的手术，可常规使用左侧双腔支气管导管，因为右总支气管的解剖特点，决定了右侧双腔支气管定位准确率低、术中移位率高。上海市胸科医院基本选用手术对侧双腔支气管导管，即右胸手术选左侧双腔支气管导管，左胸手术选右侧双腔支气管导管，可取得良好的肺隔离效果。Univent 管和支气管阻塞导管，也可以灵活地运用于肺叶手术，但吸引管细，不适用于湿肺患者，现在支气管阻塞导管基本取代了 Univent 管。在特殊情况下，单腔管也可以灵活地延长成为支气管导管，实施单肺通气。

## 四、麻醉中处理的要点

### （一）呼吸功能的维护

1. 保持对气道的控制　改变体位、手术牵拉等可使双腔支气管导管位置改变而影响通气，随时进行纤维支气管镜检查是最有效的调整方法，此外也可请手术医师探查气管隆突处导管位置，辅助调整定位简便有效。

2. 采用个体化的通气模式　依据患者情况，选择容量控制通气，潮气量 6 ~8mL/kg，呼吸频率 12 ~ 14 次/分，术中必要时通气侧肺用呼气末正压通气（PEEP 0.49kPa），非通气侧肺用持续气道正压（CPAP 0.196 ~ 0.490kPa），可减少单肺通气时肺内分流，从而减少低氧血症的发生。单肺通气中高流量纯氧维持氧合并非必需。高流量麻醉或手术时间长时，应当加用人工鼻保持气道的湿化。

3. 适时气道内吸引　在改变体位、处理气管后及患肺复张前，应常规进行气道内吸引，注意无菌要求，且吸引健侧肺与患侧肺时应常规更换吸引管。

4. 及时纠正低氧血症　基于缺氧的危害及患者对缺氧的耐受能力较差，一旦出现低氧血症应积极采取应对措施。术中低氧血症最常见的原因是双腔支气管导管位置不当，一般调整位置、适当提高吸入氧浓度均可避免低氧血症，但要注意避免过高气道压或过大潮气量等肺损伤因素。对于原有肺疾患者可采用允许性高碳酸血症之策略，但长时间的高碳酸血症终究为非生理状态，条件允许的情况下可作适当调整，采用个体化通气模式，既满足机体代谢之需求，又避免造成肺损伤。

### （二）维护循环功能的稳定

1. 保证机体有效循环血量　术前的禁饮禁食、开胸手术的体液蒸发及创面的失血等均可导致患者有效循环血量的不足，因此在诱导前应适当补液，避免麻醉中因低容量导致低血压而匆忙以缩血管药来维持血压。

2. 避免输液过多引起肺水过多甚至肺水肿  在心、肾功能健全的患者单纯输液引起肺水肿属罕见，但是在全肺切除时，相当于瞬间缺失了一个低阻高容的容量器官，余肺要承担全身循环血量，故输液量应加以控制。输液量以满足机体最低有效灌注的容量为目标实施体液平衡管理，避免肺水过多，严密监测中心静脉压，尤其是要注意中心静脉压与动脉压和末梢组织灌注的关系，对指导输液有益。

3. 心律失常的处理  肺切除手术术中及术后房颤的发生率较高，多见于高龄、男性患者，尤其是在淋巴结清扫时。术中使用钙通道阻滞药或 β 受体阻滞药是否可以减少心律失常的发生，还有待观察；但术中心率加快、血压增高，或房性期前收缩增多的患者，其心脏在手术操作过程中易受激惹，推荐在维持适宜麻醉深度的基础上，运用瑞芬太尼降低心脏的应激性。一旦术中发生房颤，在不伴有过快心室率和不影响血流动力学稳定性的情况下，暂不做处理，但必须检查血钾等电解质水平；对伴有快心室率、循环受干扰明显者，则可用 β 受体阻断药或胺碘酮来控制心室率，同时检查通气效果、氧合状况和麻醉深度予以调整。如体位方便也可考虑术中电复律。如进入 PACU 后仍处于房颤状态，待调整患者内环境及体温正常后，在麻醉状态下行同步电复律，以减少持续房颤所致的不良后果；但对于有严重心脏疾病患者，则需慎重考虑，可与心内科共同会诊后处理。在处理肺门，尤其是左侧开胸或心包内肺切除时，还需注意手术操作可能诱发的心搏骤停。严密观察有创动脉压波形，可以及时发现心电图受干扰时的心搏骤停，一旦出现，即嘱外科医师暂停操作，鉴别心搏骤停的类型，对于心脏停搏或无脉电活动，外科医师行心脏按压的同时，立刻经中心静脉给予阿托品或后续使用肾上腺素；对于室颤的患者，在外科医师行心脏按压的同时准备除颤器，依据心电图室颤波形，必要时加用肾上腺素后电击除颤。有创动脉压波形是心脏按压是否有效的良好提示。只要处理得当，均可在短时间（3分钟）内复苏，对麻醉恢复期无明显影响。

（三）术中维持适宜的麻醉深度，术后早期避免呛咳

术中适当的麻醉深度十分重要，肺门周围神经丰富，探查操作时心血管反应较大，麻醉过浅时，刺激气管易引起强烈的膈肌抽动，应当避免在处理肺血

管时吸痰，若必须吸引则应适当加深麻醉并告知外科医师。目前 BIS 脑电监测和肌松监测是较为有效的监测方法。此外，在麻醉恢复期也要注意避免躁动与呛咳，以防血管结扎处脱落造成大出血，因此有效地镇静、镇痛显得格外重要。

# 第二节　气管手术的麻醉

气管、支气管与隆突部位手术（不含气管切开术）的麻醉处理中，控制呼吸道、维持良好的气体交换和术野暴露是气管手术麻醉的重点。

## 一、术前评估

应对患者的全身情况、呼吸困难程度及与体位的关系作详细评估。一般而言，气管腔直径狭窄至 1cm 时，可出现特殊的喘鸣音，＜1cm 时则呈明显的呼吸困难，＜0.5cm 时活动受限，并出现典型的"三凹征"。询问并观察患者排痰的困难度、运动耐力、仰卧位呼吸能力以及用力吸气和呼气时是否存在呼吸困难加重（因气管塌陷或可活动的肿瘤在用力呼吸时可加重气道梗阻）。确认患者的心肺功能情况，及是否并发其他系统的疾病。术前的肺功能检查虽有参考价值，但部分患者因呼吸困难在术前无法实施，可以通过血气分析检查来获得相关的信息。

明确气管狭窄的部位、性质、范围、程度和可能突发的气道梗阻是术前评估的重点。随着医学影像学技术的提高，判断气管狭窄情况不再仅仅依靠 X 线平片，CT 扫描和磁共振、螺旋 CT 及计算机三维重建技术能使医师更形象地了解气管的具体状况，甚至是气管镜也达不到的狭窄远端。支气管镜检查时通过肉眼直视可明确气管狭窄的长度和直径，及肿物与气管壁的特点，是诊断气道病变的"金标准"，但对于气道严重梗阻，气管镜无法通过狭窄部位的患者，就无法了解病变远端的气道情况，而且严重气道阻塞患者行气管镜检查后因局部水肿或气道受刺激可加剧气喘及呼吸困难。因此对存在严重气道梗阻的患者，气管镜检查宜安排在一切准备就绪的手术前，在手术室内且在麻醉及外科医师到位后进行，一旦呼吸困难加剧则可以紧急手术。

## 二、术前准备

麻醉医师应当参与手术计划的讨论，了解手术径路和过程。高位气管手术多采用颈横切口，主动脉弓上主气管手术以胸骨正中切口，下端气管涉及隆突及支气管多采用右后外侧切口进胸。常见的手术方式有：气管壁的切除与修补、气管环形切除端端吻合、隆突切除和成形等。

根据患者和手术情况制定完善的麻醉方案，重点在于手术各阶段的通气方案和应急准备。完善术前器械的准备，重点是各种型号的气管导管、可供手术台上使用的灭菌导管、通气延长管和接口，此外备有两套呼吸环路、各型支气管镜。对于急性严重气道梗阻，拟在体外循环下实施手术者，还应准备紧急体外循环所需设备。麻醉医师和护士人员齐备，麻醉诱导前手术医师在场，做好紧急建立外科气道的准备。

术前对患者进行心理疏导和安慰，介绍术后体位和咯痰事项，以争取得到患者最大限度的配合。

对严重的气道狭窄建议术前不使用镇静药，以免削弱患者维护其自主呼吸的能力；抗胆碱能药虽可减少呼吸道分泌物，但可使分泌物黏稠，或形成痰痂加重阻塞，故术前不用，术中按需给予。

## 三、麻醉管理

采取各种手段尽早地控制气道，不同阶段努力维持有效通气是气管手术麻醉的关键。

### （一）诱导期麻醉管理

麻醉诱导过程是气管手术麻醉最危险的阶段之一，诱导用药和插管方式必须结合患者具体病情、病变情况和麻醉医师的实际经验，遵循"安全、无痛、舒适"三阶梯麻醉管理规范，依照麻醉计划和准备进行选择。

1. 局部麻醉 在局部麻醉下行气管切开后再从气管造口处插入气管导管。但由于惧怕呼吸道梗阻而过度保守地应用镇静、镇痛药物，可能使患者经历一定程度的痛苦。α2 受体激动剂——右美托咪定为保留自主呼吸清醒镇静提供了便利，总量用 1μg/kg，10 分钟静脉微泵注射，可达到镇静而无呼吸抑制之虑，从而减轻患者的痛苦。

2. 吸入诱导　采用七氟烷吸入诱导,达到足够的麻醉深度后,结合呼吸道表面麻醉再实施支气管镜检查,进行气管插管或置入喉罩。

3. 静脉诱导　如果患者在仰卧位可保持呼吸通畅(例如日常睡眠不受限),而且气道病变固定,估计气管插管无困难,则可采用含肌肉松弛药的静脉诱导。

4. 人工心肺支持下麻醉诱导　对于严重呼吸困难,需要上半身抬高及麻醉后气道情况无法判断的患者,可借助体外循环,在局部麻醉下行股动、静脉插管,经股静脉至右房引流体外膜肺氧合的方法来保证患者的正常氧供。体外循环开始后行麻醉诱导,将气管导管放置在气管狭窄部位以上,然后行纤维支气管检查,注意避免气道内出血。

## (二) 麻醉插管方法的选择

1. 根据病变部位及病变特点

(1) 肿瘤或狭窄位于气管上部靠近声门,气管导管无法通过,在局部麻醉下和静脉镇静下由外科医师行颈部气管切开,在狭窄部位下建立通气;如果瘤体较小,气管最狭窄处直径 >1cm,可以在纤支镜引导下插入细直径气管导管通过肿瘤。也可以先插入喉罩,保留自主呼吸麻醉下,行颈部气管切开,在狭窄部位下建立通气后拔除喉罩更换气管导管,待气管后壁吻合后,将经口气管导管推进越过吻合口,然后吻合气管前壁。

(2) 肿瘤或狭窄位于气管中部,对于气管肿瘤蒂细、肿瘤质地脆、肿瘤易出血等的患者,可放弃导管通过肿瘤的尝试,将导管留置狭窄部位以上,手法正压通气无阻力的情况下在全身麻醉下开始手术。对于蒂粗、不易脱落的肿瘤,在纤维支气管引导下气管导管尝试可以通过的就通过,通不过的将导管留置狭窄部位以上。

(3) 肿瘤或狭窄位于气管下部接近隆突,可将单腔气管导管置于肿瘤上方,如果插过无困难,可考虑在纤维支气管镜引导下将单腔气管导管插入一侧支气管。有建议对此类患者用较细导管通过肿瘤部位行高频喷射通气,但狭窄严重、排气不畅仍有可能造成气体滞留和气压伤。

2. 根据呼吸困难的程度

(1) 对于气促明显,伴有紧张焦虑甚至窒息濒死感的患者,给予保持端坐位，轻扣面罩予高浓度氧吸入，而后静脉缓慢给予小剂量阿片类药物，可达到清醒镇静的目的，依诺伐 1/3 剂量启用也是较好的选择。也可用右美托咪定 1μg/kg，10 分钟静脉微泵注射的方法，镇静效果较为理想。此类患者在使用丙泊酚、咪达唑仑时切忌给药剂量过大过快。采用七氟烷吸入也可以使患者保持自主呼吸下入睡，但紧闭面罩可能加重患者的紧张和窒息感，此外由于患者的通气量不足，麻醉入睡时间可能延长。病变部位较高的患者，可以进行气管切开，在狭窄部位下建立通气；不能进行气管切开的患者，为了提高安全性，可在局部麻醉下暴露好股动静脉，然后麻醉用药，一旦呼吸困难加剧，立即行股动静脉插管进行体外循环。

（2）对术前无明显气促，可以平卧，估计稍细气管导管（ID 6.5）可通过狭窄部位的患者，可给予丙泊酚和阿片类药物，逐步过渡到面罩正压通气，如无供氧困难，可考虑给予肌松剂后插管。

3. 根据肿瘤的生长情况

（1）气管内生肿瘤患者的插管，建议均在纤维支气管镜明视引导下进行，可避免无谓的插管通过尝试，或减轻导管通过时对瘤体的冲击，同时随时可交替使用气管内吸引和供氧。切忌盲目插管，特别是蒂细、质地脆、易出血的肿瘤触之易引起脱落和出血，加重气道梗阻。

（2）肿瘤侵犯气管所造成的外压性气管狭窄，在确认插管通过狭窄部位前忌用肌肉松弛药。

## 四、术中麻醉维持与气道管理

### （一）麻醉维持

采用全凭静脉麻醉，其优点是在气道开放时，不会有麻醉气体污染。丙泊酚 TCI 靶控输注复合瑞芬太尼，一旦停止输注，麻醉苏醒迅速而完全。宜采用中效非去极化肌肉松弛药维持肌肉松弛状态，以减少操作中刺激气管造成患者的不随意体动。

### （二）手术中气道管理

其重点是在气道开放时确保气道通畅和患者的正常氧合。目前最常用的方法主要还是交替使用经口气管内导管和外科医师行台上插管。成功的术中气道管理是麻醉医师和外科医师默契配合的结果。

1. 台上插管　可以根据不同的手术部位而定，颈部和胸部气管手术的重建方法相对较单一（图8-1、图8-2），而隆突重建术的方法较多，但是基本原理相仿：台上气管手术切开前，经口气管插管放置于病变上方通气，在下方切开气管，使用台上导管插入远端气道通气，切除病变后先吻合气管后壁，而后放弃台上插管，将口内气管导管送过吻合口远端，气囊充气后施行通气，缝合气管前壁完成吻合（图8-3、图8-4）。

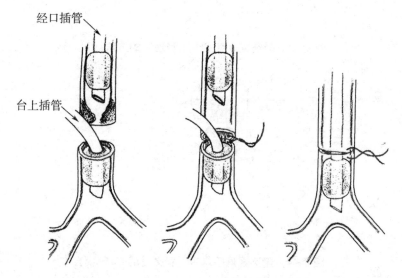

图8-1　颈部气管手术中气管插管的方法

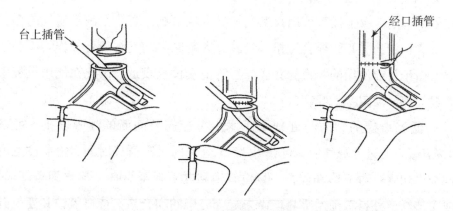

图8-2　胸部气管手术中气管插管的方法

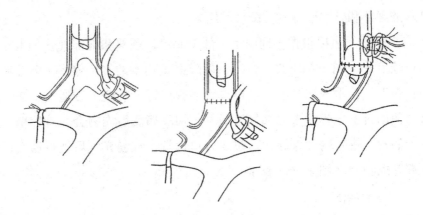

图 8 - 3　隆突重建手术中气管插管的方法（1）

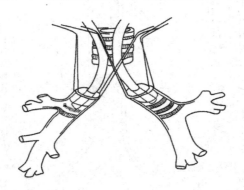

图 8 - 4　隆突重建手术中气管插管的方法（2）

2. 台上插管导管型号的选择　术中麻醉医师应准备各个型号的气管导管和连接管供选用。台上插管可用灭菌气管导管或自制导管，在满足通气前提下宜选用套囊稍细的导管，导管过粗、气囊过大可能影响气管缝合操作。需要注意的是，由于目前使用的导管的套囊与导管前端位置较远，因此在使用过程中比较容易插深，易阻塞上叶管口。

3. 低氧血症的预防与处理　①术中可能需要间断的呼吸停止，可采用100% 氧吸入，过度通气后，可获得 3～5 分钟的呼吸暂停时间，需要注意的是期间应密切观察血氧饱和度，一旦血氧饱和度下降至 90%，应立即重新通气，此时可能需要外科医师用手封堵尚未缝合完毕的吻合口，待血氧饱和度上升后再次暂停呼吸继续手术。②血液和分泌液阻塞远端气道，需术者配合吸引远端气道。③插管导管位置不良，位置太浅漏气或者太深部分肺段通气不足，需术者调整插管位置；麻醉医师提高新鲜气流量，采用间断通气的方法可以改善氧合。④单肺通气中肺内分流，如不能采用双侧台上插管使两肺分别通气，可考虑请术者临时套扎非通气侧肺动脉，或能改善血氧浓度。高频喷射通气（HFJV）作为一种在开放条件下的通气手段，在气管手术中应用有其优越性：喷射导管较细，使用灵活，可提供充分的氧并避免单肺通气所致低氧，可以通过狭窄部位和气管切端，且对手术缝合干扰小。但需要注意的是，高氧流量导致手术野血液喷溅、血液吸入、导管不稳定、低通气和 $CO_2$ 重复吸入也有可能发生。尤其要重视的是在气管壁打开前使用 HFJV，有引起严重气道狭窄患者气压伤的风险。

（三）麻醉恢复期气道管理

气管重建术后麻醉恢复期也有潜在风险。由于手术后机械通气可影响气管吻合口的愈合，因此提倡在手术后尽早拔除气管导管，但重建的气道是脆弱的，随时有可能出现危险，而且重新建立安全的气道也是困难的。应注意以下几点问题：①尽量保持患者颈部前屈，减少吻合口张力。②完全逆转肌肉松弛药的作用，即便应用非去极化肌肉松弛药的拮抗药，也必须有足够的时间使肌肉松弛药的作用完全逆转，保证患者有足够的通气量后，才能拔除气管导管。③苏醒应平稳，尽量避免患者因躁动、呛咳而致吻合口裂开。如果采用全静脉麻醉，邻近手术结束时可逐渐降低瑞芬太尼的输注速度，给予芬太尼 0.05~0.10mg，或者曲马朵 50~100mg 以减轻麻醉恢复期患者的疼痛，同时启用术后 PCA 镇痛。麻醉前期右美托咪定的应用，也能有效防止躁动、增加麻醉恢复期的舒适感。

气管手术后患者应在 ICU 监护治疗。入 ICU 后应常规行胸部 X 线检查以排除气胸。患者应始终保持头俯屈的体位以降低吻合口张力。面罩吸入湿化的氧气。隆突部位手术可阻碍气道分泌物的排出，必要时可使用纤维支气管镜辅助排痰。术后吻合口水肿可引起呼吸道梗阻，严重时需要再插管。由于体位的影响，ICU 插管应在纤维支气管镜引导下进行，避免误伤吻合口。术后保留气管导管的患者应注意气管导管的套囊不应放置于吻合口水平。

靠近喉部位的气管手术后易出现喉水肿，表现为呼吸困难、喘鸣与声嘶。可采用改变体位（坐位）、限制液体、雾化吸入肾上腺素等措施进行治疗，喉水肿严重时甚至需要再插管。

# 第三节　支气管镜与纵隔镜手术的麻醉

## 一、气管镜手术的麻醉

支气管镜在肺疾病的诊断治疗中有重要意义。从硬质支气管镜到软镜（纤维支气管镜、电子支气管镜），支气管镜的应用范围不断扩大。支气管镜目前主要用于气管支气管异物取出、肺内引流、大咯血的治疗、气道与肺肿物的诊断与治疗。

从适应证看，硬质支气管镜与软镜并无区别，但临床上支气管镜的选择受很多因素影响，如设备条件、医师的经验、使用安全性与患者的舒适度等。软镜具有检查范围广、创伤小等优点，但在一些治疗性操作中应用受限。因此既往硬质支气管镜主要用于治疗性操作，而软镜主要用于诊断性检查，现在随着软镜器械及技术的发展，软镜在治疗中的应用也日趋增多。荧光支气管镜检查（黏膜下的早期肿瘤组织会发出异样的荧光，对此部位进行组织活检可以提高肿瘤早期检出率）、经支气管镜超声检查（EBUS，即 6.0mm 左右 EBUS 定位引导下行支气管镜针吸活检术，可以探明血管的位置，防止活检时误伤血管，提高肿瘤的早期检出率并降低穿刺活检的并发症）为近年来开展的新技术，属于软镜的范畴，但其诊断与治疗较为费时，对"无痛气管镜"的需求增多。"无痛气管镜"滞后于"无痛胃肠镜"，主要的原因在于麻醉医师与内镜操作医师"共抢气道"，任何麻醉最需要保持的呼吸道通畅，在该操作过程中却始终由于内镜占据呼吸道造成气道的部分梗阻而无法实现。经近 20 年的临床实践，"无痛气管镜"已完全在国内开展。

术前用药应考虑患者的一般情况、手术类型、使用的支气管镜类型及麻醉方式。术前用药的主要目的在于缓解焦虑、提高痛阈、减少分泌与抑制反射。对于进行支气管镜检查或治疗患者应谨慎使用常用的术前用药（阿片类药、镇静药及抗胆碱能药），避免加重呼吸抑制，避免分泌物黏稠导致不易排出或吸引。

麻醉方式的选择应根据选用的支气管镜类型、拟行手术、患者的一般情况与患者的要求综合考虑。可选择的麻醉方式包括局部麻醉与全身麻醉。

局部麻醉主要用于一般情况较好、可配合的患者，手术操作较简单，手术时间一般较短。通过局部麻醉药雾化吸入与喷雾，对整个呼吸道施行表面麻醉。环甲膜穿刺注射局部麻醉药是声门下呼吸道表面麻醉的有效方式。舌咽神经阻滞与喉上神经阻滞对缓解声门上刺激有效，是较好的辅助措施。辅助神经阻滞时应防止误吸。使用局部麻醉还应注意局部麻醉药过敏，防止局部麻醉药过量中毒。

全身麻醉是支气管镜手术主要的麻醉方式。硬质支气管镜手术对镇静、镇痛与肌松要求高，一般均选择全身麻醉。麻醉药的选择应考虑患者一般情况与手术类型。目前主张使用短效药物，保证术后迅速恢复。麻醉诱导可采用吸入诱导，也可采用静脉诱导。麻醉维持的方式多根据支气管镜通气方式确定。

应用硬质支气管镜进行手术时可使用的通气方式包括自主呼吸、正压通气与无呼吸氧合。自主呼吸主要用于异物取出；无呼吸氧合维持时间短；正压通气是硬支气管镜手术主要的通气方式，包括间断正压通气、喷射通气和高频喷射通气等形式。

既往纤维支气管镜手术在无气管插管的情况下均采用自主呼吸，现在内镜专用面罩（图8-5）、喉罩（图8-6）在支气管镜检查与治疗中的应用日趋广泛，为控制患者的气道创造了条件，这样可以按需、随时进行辅助或控制呼吸，依据患者的全身情况及支气管镜下检查或治疗的需求可以采用三种麻醉方式：①监测下的麻醉镇静管理（MAC），即在麻醉医师的监测下，静脉镇静用药至保留自主呼吸程度的镇静深度，一般选用内镜专用面罩。②不使用肌肉松弛药的全身麻醉，可能潜在一过性呼吸抑制，多需要气管插管或喉罩控制气道，必要时可行辅助呼吸。③使用肌肉松弛药的全身麻醉，需要控制呼吸，多应用喉罩，也可用气管插管控制气道。三种方法各有利弊，其共同点是局部麻醉不能省略，采用超声雾化吸入局部麻醉患者更容易接受，效果更好。右美托咪定镇静、不抑制呼吸的特点，为MAC下支气管镜的检查提供了便利，但该药起效需10分钟，因此需要提前用药。由于吸入麻醉药在支气管镜操作过程中容易造成环境污染，因此更多地采用静脉麻醉药，丙泊酚与瑞芬太尼为较好的选择。中短效肌肉松弛药为安静的术野创造了条件，但同时患者咳嗽能力消失，需要操作者及时吸引气道内分泌物。

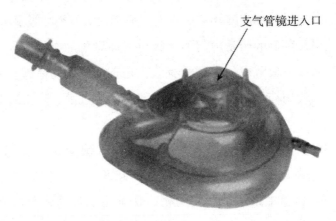

支气管镜进入口

**图8-5 支气管镜专用面罩**

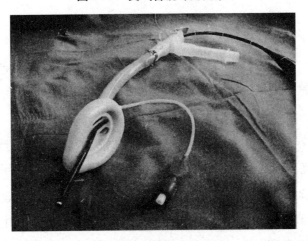

**图8-6 喉罩用于支气管镜检查**

对于需要在硬质或软镜下行气道内电灼或激光治疗的患者，控制呼吸或辅助呼吸时应避免高氧，宜将吸入氧浓度降低至30%以下，避免气道烧伤。采用喉罩可以避免损伤气管导管后继发性损伤气道，必须行气管插管时则需要使用专用的抗激光气管导管。

支气管镜手术的并发症涉及手术并发症与麻醉并发症。硬质支气管镜可造成口腔至支气管径路的组织的损伤，包括牙齿、口咽黏膜、喉及支气管，组织活检后可引起组织出血等。麻醉相关的并发症包括呼吸抑制、麻醉过浅或过深带来的并发症。呼吸抑制表现为低氧血症与高碳酸血症，可通过辅助呼吸、调整通气来纠正。麻醉过浅时气道内操作刺激可诱发心律失常与血压波动，麻醉过深又不利于麻醉后恢复，因此需要适宜的麻醉深度及呼吸道黏膜的局部麻醉。术中心电图、无创血压、脉搏血氧饱和度及呼气末二氧化碳监测应作为常规，并应按照手术室内麻醉要求装备麻醉机、空氧混合装置及抢救药品等。麻醉后恢复应按照全身麻醉后处理。

## 二、纵隔镜手术的麻醉

纵隔镜最早用于肺癌分级中纵隔淋巴结活检，以确定手术切除的可能性，后来逐渐用于纵隔上部淋巴结活检、纵隔肿块活检与后纵隔肿瘤的手术。虽然计算机断层扫描（CT）与磁共振成像（MRI）能发现纵隔内异常的肿瘤或淋巴结，但不能获取组织明确其病理性质，因此纵隔镜常与支气管镜检查结合用于治疗方案的确定。

胸骨上切迹切口入路的纵隔镜手术又称颈部纵隔镜手术，主要用于上纵隔病变的诊断治疗。胸骨左缘第二肋间切口与胸骨旁纵切口入路的纵隔镜手术又称前纵隔镜手术，主要用于前纵隔、肺门、上腔静脉区域病变的诊断治疗。

虽然纵隔镜手术可以在局部麻醉下完成，但由于纵隔镜技术的发展，由目视纵隔镜到电视纵隔镜，手术适应证也在扩大，巨大纵隔肿瘤、上腔静脉综合征已不再是纵隔镜手术的绝对禁忌证，因此麻醉管理的难度也在增加。特殊的手术部位潜在大出血、气栓、气胸、脑供血不足等严重并发症的风险，且手术要求术中术野静止、无咳嗽，故更多倾向于选用全身麻醉，并在手术中严密观察，做好应对大出血、气胸、脑供血不足的准备工作。

术前访视除了常规内容，重点仍是呼吸、循环功能的评估。对于潜在的气道压迫问题，做出正确的分级评估后，术前做好应对措施的准备。此外，由于纵隔镜手术多为诊断性手术，巨大纵隔肿块活检手术后有时肿瘤不仅不能缩小，而且由于手术创伤、局部水肿、炎性反应等造成气道周围进一步水肿，可使气道受压进一步加剧甚至威胁患者的生命，因此在拔除气管导管前要对这一问题有所考虑并做好应对准备。

术前存在气道受压迫的患者，麻醉诱导前应充分评估控制气道与气管插管的难度，为防止手术损伤胸膜导致气胸宜插入双腔支气管导管，应急时可迅速实施肺隔离而避免张力性气胸或通气不能。纵隔肿瘤对大血管的压迫可能导致麻醉诱导与正压通气时循环功能的恶化，可考虑改变患者体位的方法防止低血压、改善头部静脉血液的回流。

此类患者的麻醉可以不使用术前药。入手术室后开放一条静脉通道（16G~18G）。常规监测心电图、左手接脉搏血氧饱和度、右手桡动脉穿刺建有创血压监测。麻醉诱导与维持的方法很多，以静脉快速诱导、静脉维持的麻醉方法较常用。由于手术操作接近大血管、气管等重要解剖部位，麻醉中应创造安静的手术野，完善的肌肉松弛效果是必需的。由于手术时间短，应选用中短效的肌肉松弛药。手术可能引起上纵隔与气管等部位的刺激，因此要有足够的麻醉深度防止呛咳造成损伤，这也是不选用局部麻醉的主要原因之一。

纵隔镜手术中，无名动脉、无名静脉、奇静脉与镜身毗邻（图8-7）均可能受损而造成出血。无名动脉受压时，右侧的颈总动脉血供不足可引起脑供血不足，但在全身麻醉中较难发现，由于右锁骨下血供同时受阻，因此可通过右桡动脉波形的不规则或消失同步发现，及时提醒手术医师移动纵隔镜位置，以避免长时间脑供血不足，这是纵隔镜术中强调右桡动脉置管监测血压的主要目的之一。此外，由于纵隔镜手术的特殊体位，要注意上腔引流是否通畅，避免头颈过伸导致颈部血管受压。

麻醉恢复期需要注意的问题是对于术前呼吸道梗阻的患者拔管前要充分评估，警惕拔管后呼吸道梗阻加剧，对于术中潜在喉返神经与膈神经损伤的患者要注意避免误吸与呼吸困难。

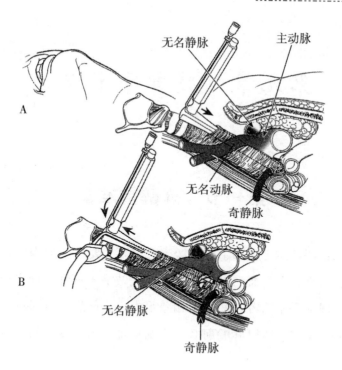

图 8 - 7　纵隔镜术中与毗邻动、静脉

# 第九章　腹部手术麻醉

## 第一节　麻醉前准备

麻醉前病情评估对于腹部手术麻醉十分重要，要评估的内容包括患者的意识、血容量，是否存在贫血、水和电解质及酸碱平衡紊乱、低蛋白血症、严重黄疸，等等。腹部手术患者之间病情相差很大，急诊患者有时生命垂危，麻醉处理不亚于心脏手术，所以麻醉前必须正确估计病情，尽量纠正电解质紊乱和低血容量。

梗阻性黄疸患者的黄疸指数如果超过 80 单位，手术极为危险。择期手术前应争取先经皮经肝胆管穿刺引流术（PTCD）或胆囊造瘘引流，使黄疸指数控制在 80 单位以下，再行彻底手术。

门静脉高压患者术前必须进行系统的治疗，包括休息；高糖、高蛋白及高维生素饮食；输少量新鲜血或人体白蛋白，以改善贫血和低蛋白血症，使血红蛋白达到 80g/L 以上，血浆总蛋白和白蛋白分别达到 60g/L 和 30g/L 以上。门静脉高压症患者必须进行肝功能和出、凝血时间及凝血因子时间等与凝血功能有关的检查。肝功能严重障碍、重度低蛋白血症者，手术死亡率极高。术前应先改善全身状况，控制腹腔积液，使血浆白蛋白提高至 25～39g/L、血清胆红素降低至 10～15mg/L 以下、凝血因子活动度高于 40%～50% 再行手术为宜。

急腹症手术麻醉的危险性、意外及并发症的发生率均比择期手术高。对于饱胃，肠梗阻，消化道穿孔、出血或患有弥漫性腹膜炎的患者，麻醉前必须进行有效的胃肠减压。对于休克应重点针对脱水、血液浓缩或血容量不足进行纠正，以改善微循环和维持血压。术前要备足全血，以便于麻醉中进一步补足血容量。纠正电解质和酸碱失衡，血压维持在 10.64kPa 以上，血细胞比容在 0.30

以上。大量出血患者应尽快手术，以免延误手术时机。

胆道疾病，尤其并发黄疸者，迷走神经极度兴奋，麻醉前必须给予足量阿托品以抑制其兴奋性，防止麻醉中迷走神经反射的发生。有胆绞痛者避免应用吗啡，以免使 Oddi 括约肌痉挛。精神紧张者可给咪达唑仑等镇静药物。

饱胃、上消化道出血及肠梗阻患者或未禁食患者，应先下胃管排出胃内液体及气体，可降低胃内压力，但不能排空固体食物。脱水、低血容量休克的患者应先开放静脉，输入平衡盐溶液、胶体或血液。对择期手术患者，经一夜禁食及不感蒸泄，至少需水 500 ~ 1200mL，如术前洗肠，更可丧失液体达数升，在麻醉前即应开始补充容量。低钾血症还可在 1000mL 晶体液中加 1 ~ 3g 氯化钾滴入。

# 第二节　麻醉方法及麻醉处理

腹部手术具有病种多样化、病情轻重不一及并存疾病特点不同的特点，对麻醉方法与麻醉药物的选择，需根据患者全身状况、重要脏器损害程度、手术部位和时间长短、麻醉设备条件及麻醉医师技术的熟练程度做出综合考虑。

局部浸润麻醉适用于腹壁、疝、阑尾炎及输卵管结扎术等简单手术。

连续硬膜外阻滞麻醉、蛛网膜下隙阻滞麻醉和脊硬联合阻滞麻醉：适用于中下腹、盆腔手术的麻醉，但对上腹部手术，难以完全阻断自主神经的脊髓上行通路，可能产生牵拉反射，而且对患者的循环、呼吸等方面也会产生一定的影响，因此必须备好急救设备，预防和及时发现循环、呼吸紊乱和药物不良反应的发生。尤其是应用哌替啶或咪达唑仑等辅助药后嗜睡的患者，更应密切观察呼吸、循环等生命体征。蛛网膜下隙阻滞麻醉适用于 2 ~ 3 小时以内的下腹部、盆腔等手术。高平面阻滞对患者生理扰乱较大，且持续时间有限，所以上腹部手术麻醉多被连续硬膜外阻滞麻醉所替代。脊硬联合阻滞麻醉：适用于下腹部、盆腔等手术。此种麻醉方法综合了蛛网膜下隙阻滞和连续硬膜外阻滞的优点，起效快，麻醉效果确实，肌肉松弛良好，而且不受手术时间的限制，目前已广泛应用。新型蛛网膜下隙阻滞麻醉穿刺针如 Sprotte 和 Whitacre 针的针尖呈铅笔尖形，且带侧孔。此类穿刺针与传统的锐头穿刺针相比，穿刺时是钝性分开而不像后者是切断硬膜纤维，因此蛛网膜下隙阻滞麻醉后头痛发生率减少（<1%）。

全身麻醉：全身麻醉在技术和设备条件充分满足的情况下，麻醉效果的满意率和可控性都优于硬膜外麻醉。全身麻醉有利于术中呼吸、循环管理，满足比较复杂、侵袭范围大或长时间的手术，并能通过控制麻醉深度，维持患者循环和呼吸功能稳定，是目前普外科手术，尤其是中上腹部手术最常采用的麻醉方式。腹部手术患者并存冠心病、呼吸功能不全曾认为是全身麻醉的禁忌证，适合使用连续硬膜外阻滞麻醉。事实上，高位硬膜外阻滞麻醉常限制呼吸肌运动，不利于通气，而且内脏牵拉反射不能完全受到抑制，尤其一旦出现低血压，使冠状动脉灌注不足，可诱发心绞痛。相比之下，全身麻醉可充分供氧，保证通气，改善冠脉血氧状况及维持呼吸功能。麻醉诱导及维持可选择对循环功能影响很小的药物，如依托咪酯、咪达唑仑、芬太尼、肌肉松弛药及较低浓度的吸入麻醉药，既保证患者安全，又使手术操作顺利。

全身麻醉联合连续硬膜外阻滞应激反应轻，血流动力学平稳，减少全身麻醉用药，术后清醒快，而且苏醒期间有良好镇痛，术后还可实施患者硬膜外自控镇痛（PCEA）。胸段高位硬膜外阻滞还能改善冠脉血供，可使冠状动脉阻力下降20%~25%，血流量增加18%。一项 Meta 分析表明，胸段硬膜外阻滞能降低30%的病死率和33%的心肌梗死，因此全身麻醉联合胸段高位硬膜外阻滞对于冠心病患者实施腹部手术也许是最佳选择。但是要注意掌握硬膜外用药浓度和用量，避免低血压。

# 第三节  胃肠道手术的麻醉

胃肠道手术为常见的手术类型，用于处理消化道病变。其特点为术前往往需要长时间的肠道准备，有些特殊患者（如炎性肠病、肠梗阻）禁食禁水的时间更长。因此在麻醉处理上需要充分考虑该特点。对于胃肠道急诊患者，由于往往存在肠梗阻，因此在插管时应该按照饱胃患者处理。

## 一、术前访视

胃肠道疾病患者的术前访视除了需要了解一般情况外，还需要重点评估患者的循环状态及代谢紊乱。

1. 循环状态 注意患者禁食禁水时间以及肠外营养时间，检查近期的血常规、肝肾功能检查结果，根据情况决定是否需要术前输血、输注清蛋白。对于并发肝脏疾病的患者，还应该注意患者的凝血情况，必要时进行纠正治疗。对于存在脾抗状态的患者，还应该注意血小板计数，必要时输注血小板，同时术前准备足够的血小板。

2. 代谢紊乱 由于胃肠道引流，患者往往代谢紊乱，术前应该进行积极的纠正和优化。

3. 急诊手术患者 目前胃肠道急诊患者数量有增多的趋势，而且患者往往已经出现感染性休克症状。除一律按照饱胃患者处理外，还应该按照感染性休克的患者对待。

## 二、术中管理

对于胃肠道疾病患者，采用全身麻醉和气管插管技术。对于某些短小手术（例如疝修补术），可以使用硬膜外技术。

对于择期手术患者，通常采用经口快诱技术。在插管之前，需要评估患者的饱胃状态，必要时放置胃管，在插管前进行吸引，减轻胃潴留程度。对于急诊胃肠道疾病患者，一律按照饱胃患者进行麻醉诱导，放置胃管、使用去极化肌松剂、避免加压通气、施行环状软骨压迫等。如果此时仍然发生误吸，可在插管后进行气管内吸引，用少量生理盐水进行气管内冲洗，术后返 ICU 加强治疗，以便减少误吸相关的并发症。但是总体来说，如果发生误吸，患者的预后往往不良，因此对急诊胃肠道患者必须提高警惕。

麻醉的维持可以采用吸入和静脉麻醉，但是如果患者循环不稳定，首选吸入药。对于存在胃肠道梗阻的患者，不得使用 N2O。

由于胃肠道手术的术野往往较大，因此造成的液体丢失也多于其他手术。在术中进行液体管理时，除了一般补液量，还应该计算患者胃肠道术野的丢失量，但是一切液体复苏都应该以循环状态为指导，例如中心静脉压、尿量及乳酸水平，不应该生搬计算公式。除了液体管理外，还应该定期进行血气检测，以评估电解质水平以及循环灌注状态，指导下一步治疗。

## 三、术后管理

危重患者、发生误吸的患者往往需要在 ICU 进行加强治疗，以便改善预后。

胃肠道患者的切口往往比较大，术后疼痛发生率高，因此建议对此类患者使用 PCA 镇痛。常用配方为吗啡，还可以选择舒芬太尼，具体剂量需要根据患者的一般情况来决定。不建议对这些患者使用 NSAIDs 药物，避免胃肠道溃疡、出血等不良反应的发生。此类患者术后发生恶心、呕吐的概率较高，可嘱外科医师常规使用止吐药物。

## 四、常见胃肠道手术

1. 疝修补术　疝常见于老年患者以及既往腹部手术患者。常用麻醉方法为硬膜外麻醉，对于存在硬膜外操作禁忌的患者，可以使用全身麻醉，此时首选喉罩通气。如果手术时间过长（病变复杂、外科医师技术不熟练等），气管内插管为安全的气道管理方式。如果选择全身麻醉，在患者苏醒期应该避免呛咳的发生，以防止补片的膨出。

2. 阑尾切除术　阑尾切除术一般采用硬膜外技术，穿刺间隙选择 $T_{11\sim12}$，或者 $T_{12}\sim L_1$，阻滞平面应该达到 $T_6$ 水平，以减轻探查过程中对内脏的牵拉所造成的疼痛。

3. 胆囊切除术　胆囊周围迷走神经分布密集，因此在胆囊周围操作时往往出现胆 - 心反射，引起心动过缓，严重者会引起血压下降，此时可以使用阿托品进行对抗。

4. 胃切除术　胃切除术包括胃的良、恶性病变。根治性胃癌切除术时间往往较长，因此液体的管理至关重要。除了一般的麻醉监测外，必要时需要建立有创监测（动脉监测、中心静脉监测）指导治疗，而且中心静脉还可以用于术后肠外营养及化疗。

5. 炎性肠病　炎性肠病多见于年轻患者，这类患者往往长期使用激素或者免疫抑制剂，因此在术前访视时应该重点了解这些药物的不良反应的程度。炎性肠病患者体重往往低于标准体重，如果使用丙泊酚维持麻醉，TCI 技术可能无法达到预期的麻醉深度，此时建议使用吸入药物维持麻醉。同时此类患者白蛋白水平往往偏低，这会对相关药物（肌松、镇痛药物）的代谢产生影响，因此在麻醉过程中应该引起重视。

6. 肠道肿瘤切除术　肠道肿瘤切除术多采用开腹方式，但是也有一部分外科医师采用腹腔镜下肿瘤切除术（如 Dixon 或者 Miles 术式）。如果采用腹腔镜，需要注意气腹对患者呼吸、循环功能的影响，警惕皮下气肿等并发症的发生。

# 第四节　肝胆胰手术麻醉

## 一、肝胆胰手术的麻醉特点

1. 肝胆胰具有重要的生理功能，参与人体营养物质的消化、吸收、代谢；合成血浆蛋白和凝血因子；清除有毒物质和致病微生物；参与机体免疫功能；分泌多种激素，调节消化系统和全身生理功能。肝胆胰疾病必然导致相应的生理功能紊乱及全身营养状态恶化。为保证手术麻醉的安全性，减少术后并发症，麻醉前应根据患者病理生理改变以及伴随疾病的不同，积极调整治疗，以改善全身状况，提高患者对手术和麻醉的耐受性。

2. 肝硬化食管胃底静脉曲张，可继发大出血。除表现呕血、便血外，胃肠道可潴留大量血液，失血量难以估计。麻醉前应根据血红蛋白浓度、血细胞比容、尿量、尿比重、血压、脉率、脉压、中心静脉压等指标评估体液状态，补充血容量和细胞外液量，并做好大量输血的准备。注意维持有效循环血量，保持血浆蛋白量，维护血液氧输送能力，补充凝血因子。此外，呕血还有被误吸的可能，一旦发生，可导致急性呼吸道梗阻、吸入性肺炎或肺不张等严重后果，麻醉时应采取有效的预防措施。

3. 严重腹胀、大量腹腔积液、肝脏巨大肿瘤患者，当术中排出大量腹腔积液，搬动和摘除巨大肿瘤时，腹内压骤然下降易发生血流动力学及呼吸的明显变化。麻醉医师应依据病情做好防治，并避免缺氧、二氧化碳蓄积和休克。

胆道疾病多伴有感染、梗阻性黄疸和肝损害。麻醉时应注意肝肾功能的维护、出凝血异常及自主神经功能紊乱的防治。

4. 腹腔内脏器官受交感神经和副交感神经双重支配，内脏牵拉反应与此类神经有密切关系。肝胆胰手术的椎管内麻醉要阻滞内脏神经交感神经支时，阻滞平面应达 $T_4 \sim L_1$，但迷走神经不能被阻滞，牵拉内脏容易引发腹肌紧张、鼓肠、恶心、呕吐和膈肌抽动，不仅影响手术操作，且易导致血流动力学剧变。为消除内脏牵拉反应，可辅用内脏神经局部麻醉药封闭或应用镇痛镇静药。良好的肌肉松弛也是腹部手术麻醉不可忽视的问题。

5. 急性肝胆胰的急诊手术时，如急性胆囊炎、化脓性胆管炎、胆汁性腹膜炎及肝破裂等，若病情危重，麻醉前往往无充裕时间进行综合性治疗。麻醉医师应尽可能在术前短时间内对病情做出全面估计和做好麻醉前准备，选择适合于患者的麻醉方法和麻醉前用药，以保证患者生命安全和手术顺利进行。

## 二、麻醉药对肝功能的影响

### （一）吸入麻醉药

吸入麻醉药可影响肝脏血流（包括肝动脉和门静脉血流），而静脉麻醉药和阿片类药对其影响较小。许多测量技术被用来评估肝脏和门静脉血流，最常使用的方法是血浆吲哚菁绿的清除率。大多数麻醉药可通过降低心排量来减少门静脉血流（PBF），但是这种方法会增加肝动脉血流（HABF），虽然这不足以使肝总血流量（THBF）恢复正常。大多数研究的一致性结论是所有吸入麻醉药均可降低平均动脉压（MAP）和心输出量，其中氟烷和恩氟烷与异氟烷和七氟烷相比作用更明显，氟烷也可降低肝脏氧输送和肝静脉血氧饱和度。吸入麻醉药还可通过降低心输出量、MAP 和肠系膜交感活性影响肝血管供给从而不同程度地改变门静脉和肝动脉血管阻力。除了对血管的影响外，在肝功能方面（如血清转氨酶水平），氟烷比异氟醚的影响大。

吸入麻醉药所致肝脏血流的改变部分是由自主调节机制介导以维持稳定的THBF。这种生理适应过程被称为肝动脉缓冲反应（HABR），在严重低血容量、大型腹部手术或是重度失血时机体通过增加 HABF 代偿 PBF 的降低，从而维持肝总血流量的稳定。氟烷可干扰这一反应，而七氟烷及异氟烷则维持 HABR。

七氟烷还可进一步抑制肝动脉收缩从而更加有效地维持 HABR。七氟烷在维持 HABF、肝氧输送和氧输送/消耗比方面与异氟烷相当甚至优于异氟烷。此外，研究证实暴露于异氟烷或地氟烷后常规肝功能检查结果无明显变化。

有关麻醉药对严重肝脏疾病患者肝功能影响的研究很少，少数研究表明地氟烷和异氟烷不会改变成年慢性肝病手术患者的围手术期肝功能检查结果。与氯胺酮和氟烷相比，异氟烷可更有效地维持肝硬化大鼠的肝脏血流。鉴于氟烷对肝脏血流和肝功能的不利影响，严重肝脏疾病患者应避免使用氟烷。由于目前可替代的吸入麻醉药种类繁多以及氟烷使用的整体减少，上述问题已经成为历史。鉴于氟烷潜在的肝毒性，许多专家认为无论是对健康人还是严重肝功能不全患者使用氟烷都是不合理的。

惰性气体氙气于 1951 年首次被提出具有麻醉特性。氙气具有非易燃易爆、低毒性、无致畸性，且血气分配系数低于所有吸入麻醉药（仅为 0.115），诱导起效快，恢复迅速，被认为是一种理想的吸入麻醉药。氙气对左心室功能、全身血管阻力及全身血压均无明显影响。其人体血流动力学特征类似于丙泊酚。人体研究发现，与异氟烷比较，氙气可较少引起低血压且对左心室功能无影响。同时动物研究表明，与静脉麻醉药相比，氙气可增加脑灌注，且对其他局部器官灌注如肝脏灌注无影响，不改变 HABF，不影响心输出量，因此理论上对 TH-BF 无影响（不同于其他吸入麻醉药），且不影响肝功能检查结果。但是至今仍需更大规模的基于肝功能正常及异常患者的临床实验研究，来证实氙气在急慢性肝疾病患者中的使用安全性，而此种研究目前还难以实现。

总之，吸入麻醉药对肝脏血流和肝功能的影响较为复杂，不仅与麻醉药自身特性有关，同时也受患者其他相关因素的影响，如肝功能不全的严重程度、高龄、手术应激和腹部手术操作。但是七氟烷、地氟烷和异氟烷稳定肝脏血流的作用始终强于氟烷和恩氟烷。有关新型吸入麻醉药对严重肝脏疾病患者肝脏血流的影响有待于大规模的前瞻性研究。

（二）静脉麻醉药

与吸入麻醉药相比，有关静脉麻醉药对肝功能影响的资料较少。早期研究表明依托咪酯和硫喷妥钠可通过增加肝动脉血管阻力、降低心输出量和血压来减少肝脏血流，氯胺酮即使在大剂量使用的情况下对肝脏血流的影响也很小。

利用敏感放射标记微球技术检测动物器官血流，发现丙泊酚可增加肝动脉和门静脉循环而增加 THBF，表明丙泊酚具有显著的内脏血管舒张作用。在某些动物模型中，即使 MAP 降低，THBF 仍保持稳定，而另一些研究则发现 MAP 升高而平均肝脏血流反而降低，这提示了丙泊酚的种属特异性。与氟烷相比，丙泊酚更有利于保持内脏和肝脏的氧输送平衡。有限的临床和实验资料显示，当动脉血压稳定时，静脉麻醉药对肝脏血流仅存在轻微影响并且对术后肝功能无明显损害。

### （三）中枢神经阻滞剂

脊髓麻醉或硬膜外麻醉对肝脏血流和肝功能的影响并非一定由麻醉药物引起。早期人体研究显示，高位脊髓或硬膜外麻醉时肝脏血流降低，全身动脉血压也降低。其他动物研究发现高位硬膜外阻滞时 PBF 降低而 HABF 稳定，由此导致 THBF 降低。通过使用血管升压药物（如多巴胺或麻黄碱）来恢复 PBF 或是用输液来维持正常动脉血压可逆转上述不利变化，并可维持肝脏血流的稳定。由此推断，低血压所致的肝脏血流的降低继发于内脏血流的减少，因此导致 PBF 降低。

## 三、肝功能不全和肝胆管疾病对麻醉药药代动力学的影响

肝脏有疾病时，蛋白结合力的改变、人血清蛋白及其他药物结合蛋白水平的降低、腹腔积液及全身水含量增加所致分布容积的改变，及肝细胞功能异常所致的代谢减弱，均可显著影响药物代谢及药代动力学。此外，镇静药和阿片类药物可增加严重肝病患者的此种影响，甚至诱发或加重肝性脑病。长期饮酒所致的肝酶诱导作用的降低也可影响肝硬化患者使用药物的最终效果。

肝疾病对药物分布的影响不仅取决于药物的清除途径，同样也取决于肝功能不全的严重程度。肝脏药物清除率由诸多因素决定，包括：肝脏血流、肝酶活性及效力、血浆蛋白结合率、胆汁淤积所致肝肠循环和肠内药物代谢的改变，及门体分流对部分药物的清除等。此外，肝脏疾病对药物清除的影响因肠内、肠外药物的不同而异。通常严重肝病会影响高摄取药物的代谢（如利多卡因和哌替啶），因为此时药物的清除主要依赖于肝脏血流或是门体分流。相反，低摄取药物如地西泮的代谢主要受蛋白结合力的影响，未结合药物得到清除；或是

受肝脏内部清除力及代谢的影响，随肝细胞功能障碍的严重程度增加而降低。但是血浆蛋白降低导致的游离药物比率的增加可减轻肝脏代谢水平的下降所致的影响，从而最终仅轻微改变药物的作用。另外，游离药物比率的增加可使更多药物分布于组织间（并可潜在增加药物的分布容积），加上肝代谢水平的降低可延长药物的半衰期，因此严重肝病患者的药代动力学十分复杂。

（一）阿片类药物

严重肝硬化患者吗啡代谢明显降低，导致其消除半衰期延长，口服吗啡的生物利用度增加，血浆蛋白结合率下降，镇静及呼吸抑制作用增强。虽然肝外代谢途径可能有助于肝硬化患者吗啡的清除，但给药时间间隔仍需延长 1.5 ~ 2.0 倍，口服给药剂量需减少。同样，哌替啶的清除率也降低 50%，半衰期延长一倍。此外，由于对去甲哌替啶的清除率下降，去甲哌替啶的蓄积作用可使严重肝脏疾病患者出现神经毒性反应。

芬太尼是一种高脂溶性的合成阿片类药物，因其快速再分布特性，单次静脉给药作用时间短暂。反复或持续给药可出现蓄积导致作用时间延长。由于芬太尼主要通过肝脏代谢，严重肝病患者体内芬太尼的清除时间将延长。

舒芬太尼是一种作用更强的合成阿片类药物，同样主要通过肝脏代谢且可与蛋白高度结合。虽然持续给药和蛋白结合率的降低对舒芬太尼的影响与芬太尼类似，肝硬化患者单次给药的药代动力学却无明显变化。

阿芬太尼是一种短效阿片类药物，其作用较芬太尼弱，同样主要经由肝脏代谢且蛋白结合率高。但是与芬太尼和舒芬太尼不同的是，阿芬太尼在肝硬化患者体内的半衰期几乎延长一倍，且体内游离比率更高，由此可延长作用时间、增强药物效果。

瑞芬太尼是一种具有酯链结构的合成阿片类药物，可被血液及组织中的酯酶快速水解，具有高清除率、快速清除的特点，其恢复时间几乎与使用剂量和给药持续时间无关，清除不受肝功能不全的影响。研究表明，严重肝病患者或肝移植患者的瑞芬太尼清除亦不受影响。

（二）镇静催眠药

硫喷妥钠的肝脏摄取率低，因此在肝脏疾病患者体内的代谢和清除受到显著影响。但是肝硬化患者硫喷妥钠的清除半衰期无明显改变，可能与其体内分布容积广泛有关，因此这些患者使用标准剂量硫喷妥钠的作用时间不会延长。相反，其他高脂溶性静脉麻醉药（包括美索比妥、氯胺酮、依托咪酯和丙泊酚等）经肝脏代谢，肝脏摄取率高，因此在严重肝病患者体内清除率将会降低。尽管具有上述药代动力学特性，但分布容积的增加可延长半衰期并影响恢复时间，依托咪酯在肝硬化患者体内的清除率无改变。美索比妥和丙泊酚无论是单次给药或持续输注，在肝硬化人群的清除动力学特征类似于普通人群。但是肝硬化患者丙泊酚的间断性给药可使其平均临床恢复时间延长。终末期肝病患者对咪达唑仑的清除率下降导致其半衰期延长。鉴于蛋白结合率的降低及游离比率的增加，可以预测严重肝病患者使用咪达唑仑可延长其作用持续时间并增强其镇静效果，尤其在大剂量使用或长期输注的情况下。类似的变化同样见于地西泮。

右旋美托咪定是一种具有镇静和镇痛作用的 $\alpha_2$ 肾上腺素能受体激动剂，主要经肝脏代谢，肾脏清除率低。通常情况下，与肝功能正常的患者相比，不同程度肝衰竭患者体内右旋美托咪定的清除率降低、半衰期延长，且脑电双频谱指数降低，因此严重肝功能不全患者使用右旋美托咪定应调整剂量。肾功能障碍患者使用右旋美托咪定后，虽然药代动力学无改变，但蛋白结合率的改变导致镇静作用时间延长。肝功能不全患者同样会因蛋白结合率的改变而延长镇静作用时间。

总之，尽管肝硬化患者对绝大多数静脉麻醉药的代谢均受到影响，镇静镇痛药物药代动力学受到的影响却很小。鉴于严重肝脏疾病患者使用地西泮后临床作用增强和持续时间延长，无论在手术室还是加强监护病房，出现药物蓄积、作用时间延长及肝性脑病发生的风险增加，故反复或长期使用时需十分谨慎。

（三）神经肌肉阻滞剂

有关肝硬化对肌松药药代动力学和药效动力学的研究较为广泛。甾类肌松剂维库溴铵主要经肝脏清除，肝硬化患者对其清除率降低，消除半衰期延长，肌松作用延长。酒精性肝病对维库溴铵的影响不明确，维库溴铵的清除率和消除半衰期无明显改变。罗库溴铵起效较维库溴铵快，经肝脏代谢和清除，肝功能不全可使其分布容积增加，消除半衰期和肌颤搐恢复时间延长，虽然首次给药后神经肌肉功能恢复不受肝脏疾病影响，但严重肝功能不全时首次大剂量或反复多次给药可显著延长罗库溴铵的作用时间。

肝硬化患者药物分布容积增加，也同样使泮库溴铵消除半衰期延长。非器官依赖性代谢肌松剂如阿曲库铵（非特异性酯酶水解）和顺式阿曲库铵（Hofmann 清除）在终末期肝病患者体内的消除半衰期和临床作用时间与正常患者类似。阿曲库铵与顺式阿曲库铵的共同代谢产物 N－甲基罂粟碱主要经肝脏清除，尽管其在肝移植患者体内的浓度增加，临床相关的神经毒性反应并未见报道。唯一通过血浆胆碱酯酶清除的米库氯铵在肝硬化患者体内的代谢亦有改变。与肝功能正常的患者相比，肝衰竭患者使用米库氯铵可致肌颤搐恢复时间显著延长，清除半衰期延长以及体内残留时间延长。上述变化与肝硬化患者体内血浆胆碱酯酶活性降低相关。胆碱酯酶活性的降低导致米库氯铵清除减少。严重肝病患者使用米库氯铵时需调整输注速度。与米库氯铵类似，由于严重肝病患者血浆胆碱酯酶水平下降，琥珀酰胆碱的作用时间也延长。

总之，肝硬化及其他严重肝病显著降低维库溴铵、罗库溴铵和米库氯铵的清除率，延长神经肌肉阻滞剂的作用时间，尤其是在反复使用或长期输注的情况下。阿曲库铵和顺式阿曲库铵的清除不依赖肝脏，因此在终末期肝脏疾病患者使用时无需调整剂量。

## 四、肝胆管术后并发症的危险因素

接受肝脏和非肝脏手术的患者术后肝功能不全或肝衰竭的术前危险因素仍不明确，目前仍缺乏前瞻性研究，此类患者术后肝功能不全相关危险因素的评估主要考虑：①无症状的术前肝酶检查结果升高，此时应详细询问病史，仔细行体格检查，并进行重复和深入的实验室检查以进一步明确诊断。②急性肝炎、肝脂肪变性、慢性肝炎和肝硬化中，目前公认急性肝炎（无论是病毒性、酒精性还是药物性）是择期手术后患者肝功能衰竭和死亡的危险因素，择期手术均应推迟至肝细胞功能不全缓解；慢性肝炎对麻醉和手术造成的风险程度主要取决于肝脏合成功能障碍的严重程度，若手术不可避免，围手术期应谨慎处理，维持肝脏灌注，避免诱发肝衰竭和肝性脑病的危险因素。目前肝硬化仍被认为是接受非肝脏手术患者的主要危险因素。③潜在诱发术后肝功能不全的手术类型中，肝叶切除术是公认的导致术前肝功能不全患者肝衰竭的危险因素之一。

大多数肝癌患者存在慢性肝炎或肝硬化引起的肝功能不全，这些患者肝脏储备能力降低，不得不减少切除的肝组织以避免损伤活性肝组织及导致肝衰竭，后者是术后死亡的最常见原因。由于门静脉高压、凝血功能异常及既往腹部手术造成的血管高度粘连等因素，接受肝癌肝叶切除术的肝硬化患者围手术期出血较常见。此类患者术前行吲哚菁绿15分钟滞留实验或直接肝静脉压力梯度测定有助于判断预后。

## 五、肝胆胰手术的麻醉方法

1. 全身麻醉是最常用的方法　优点：良好的气道保护，可维持充分通气，麻醉诱导迅速，麻醉深度和持续时间可控。缺点：气道反射消失，诱导及苏醒期反流误吸的风险增加，血流动力学干扰大。

2. 区域麻醉技术　包括硬膜外麻醉、神经阻滞。优点：患者保持清醒可交流，保留气道反射，交感神经阻滞使肠道供血增加，肌松良好，减少全身麻醉药物对肝脏的影响，在无低血压情况下对肝脏无明显影响，可通过保留硬膜外导管提供良好的术后镇痛。缺点：有局部麻醉药中毒的风险，需要患者的合作，阻滞失败可能需要改行全身麻醉，出凝血异常或穿刺部位有感染者禁用，高平面胸段硬膜外阻滞可能影响肺功能。单纯腹腔神经丛阻滞不完全阻断上腹部感觉，患者常不能忍受牵拉内脏。

3. 全身麻醉复合硬膜外麻醉　全身麻醉复合硬膜外阻滞取其两者优点。优点：硬膜外阻滞的使用可以产生良好的镇痛肌松作用，减少全身麻醉药用量，从而减轻了全身麻醉药对肝脏的影响和心肌抑制作用，缩短苏醒时间，降低术后恶心发生率，减少术后呼吸系统并发症，改善术后早期肺功能，且便于术后镇痛，有利患者恢复。缺点：术中低血压时需与其他原因鉴别诊断，硬膜外穿刺给予试验量等延长了手术等待时间。

## 六、常见肝胆胰手术的麻醉

### （一）肝硬化门脉高压症手术的麻醉

肝硬化后期有5%~10%的患者要经历手术治疗，主要目的是预防和控制食管胃底曲张静脉破裂出血和肝移植。肝脏是体内最大的器官，有着极其复杂的生理生化功能，肝硬化患者肝功能障碍的病理生理变化是全身性和多方面的。因此麻醉前除需了解肝功能的损害程度并充分评估肝储备功能和做好针对性的术前准备外，还要了解肝功能障碍时麻醉药物体内过程的改变，及麻醉药物和麻醉操作对肝功能的影响。

1. 门脉高压症主要病理生理特点　门静脉系统是腹腔脏器与肝脏毛细血管网之间的静脉系统。当门静脉的压力因各种病因高于 2.394kPa（$25cmH_2O$）时，可表现一系列临床症状，统称门脉高压症。其主要病理生理改变为：①肝硬化及肝损害。②高动力型血流动力学改变，容量负荷及心脏负荷增加，动静脉血氧分压差降低，肺内动静脉短路和门 – 肺静脉分流。③出凝血功能改变，有出血倾向和凝血障碍。原因为纤维蛋白原缺乏、血小板减少、凝血因子时间延长、凝血因子 V 缺乏、血浆纤溶蛋白活性增强。④低蛋白血症、腹腔积液、电解质紊乱、水钠潴留、低钾血症。⑤脾功能亢进。⑥氮质血症、少尿、稀释性低钠、代谢性酸中毒和肝肾综合征。

2. 术前肝功能评估　肝功能十分复杂，肝功能实验检查也比较多，但仍不能反映全部肝功能。目前认为血浆蛋白特别是白蛋白含量及胆红素是比较敏感的指标，一般采取这两种实验，并结合临床表现作为术前评估肝损害程度的指标。

3. 麻醉前准备　门脉高压症多有程度不同的肝损害。肝脏为三大代谢和多种药物代谢、解毒的器官，麻醉前应重点针对其主要病理生理改变，做好改善肝功能、出血倾向及全身状态的准备。

（1）增加肝糖原，修复肝功能，减少蛋白分解代谢：给予高糖、高热量、适量蛋白质及低脂肪饮食，必要时可静脉滴注葡萄糖胰岛素溶液。对无肝性脑病者可静脉滴注相当于 0.18g 蛋白/（kg·d）的合成氨基酸。脂肪应限制在 50g/d 以内。为改善肝细胞功能，还需用多种维生素，如每日 B 族维生素，6～12 片口服或 4mg 肌内注射；维生素 $B_6$ 50～100mg；维生素 $B_{12}$ 50～100μg；维生素 C 3g 静脉滴入。

（2）纠正凝血功能异常：有出血倾向者可给予维生素 K 等止血药，以纠正出凝血时间和凝血因子时间。如系肝细胞合成凝血因子 V 功能低下所致，麻醉前应输新鲜血或血浆。

（3）腹腔积液直接反映肝损害的严重程度，大量腹腔积液还直接影响呼吸、循环和肾功能，应在纠正低蛋白血症的基础上，采用利尿、补钾措施，并限制入水量。有大量腹腔积液的患者，麻醉前应少量多次放出腹腔积液，并输注新鲜血或血浆，但禁忌一次大量放腹腔积液（一般不超过3000毫升/次），以防发生休克或肝性脑病。

（4）纠正低蛋白血症：如总蛋白 < 45g/L，清蛋白 < 25g/L 或白/球蛋白比例倒置，术前给予适量血浆或清蛋白。

（5）纠正水、电解质、酸碱平衡紊乱。

（6）抗生素治疗：术前 1～2 天应用，抑制肠道细菌，减少术后感染。

4. 麻醉选择与处理　主要原则是应用最小有效剂量，维持 MAP，保护肝脏的自动调节能力，避免加重肝细胞损害。

（1）麻醉前用药：镇静镇痛药均在肝内代谢，门脉高压症时分解代谢延迟，可导致药效增强、作用时间延长，故应减量或避用。对个别情况差或肝性脑病前期的患者，无需麻醉前用药或者仅给予阿托品或东莨菪碱即可。大量应用阿托品或东莨菪碱可使肝血流量减少，一般剂量时则无影响。

（2）术中管理：重点在于维持血流动力学稳定，维持良好的肝血流灌注以保持肝氧供耗比正常，保护支持肝脏的代谢，避免低血压、低氧、低碳酸血症对肝脏的缺血性损害。对于肝胆系统疾病的患者，全身麻醉行序贯快速诱导十分必要。因为肝硬化进展期患者腹腔积液存在和腹内压增加及胃肠运动减弱均使误吸危险增加。

对于食管静脉曲张患者，经鼻或经口置入胃管时必须小心地操作，以免引起曲张血管出血。有的临床研究认为食管静脉曲张麻醉的患者下胃管后并未增加出血并发症，如果胃管对于胃内减压或经胃管给药确实必要，则应该是可行的。

（3）术中监测：包括动脉压、中心静脉压、肺动脉压、$SaPO_2$、尿量、血气分析等。维持良好通气，防止低氧血症，肝硬化患者存在不同程度的动脉氧饱和度下降，主要是由于肺内分流，腹腔积液引起低位肺区通气血流比例失调。

动脉直接测压有利于对肝功能不良患者进行血压监测和抽取血标本。建立中心静脉通路既可测定中心静脉压，又可用于给药。而肺动脉置入漂浮导管可考虑针对肝功能严重受损的患者，因其病理生理学类似脓毒血症状态，血管张力低下致体循环压力降低和高动力性循环。肺动脉置管有利于确定低血压原因，指导容量替代治疗和血管活性药物支持治疗。此外，肺动脉置管对于并发急性胆囊炎和急性胰腺炎的危重患者呼吸衰竭和肾衰竭的处理也是有用的。而经食管的超声心动图监测，对于凝血功能异常和食管静脉曲张患者应列为禁忌。有创监测也有利于术后 ICU 监测和治疗（如治疗低血容量、脓毒症导致的呼吸衰竭、肾衰竭或肝肾综合征及凝血病等）。

术中还应进行生化检查（包括血糖、血钙、血细胞比容、PT、PTT、血小板计数、纤维蛋白原、D－二聚体等），当长时间手术、大量失血或怀疑 DIC 时更为必要。体温监测和保温对于肝病患者也很重要，因为低温可损害凝血功能。

（4）术中输液及输血的管理：术中可输注晶体液、胶体液和血液制品。输注速度要根据尿量、中心静脉压及肺动脉楔压监测来调节。肝硬化患者可并发低血糖症，特别是酒精中毒性肝硬化者术中要根据血糖变化输注葡萄糖液。此外肝功能不全患者对枸橼酸代谢能力下降，大量快速输血时易发生枸橼酸中毒，术中应监测钙离子浓度，适当补充氯化钙或葡萄糖酸钙。大量输血还会加重凝血功能的改变，需要加以监测。

5. 术后管理　加强生理功能监测，维持重要器官功能正常；预防感染；静脉营养；保肝治疗，防止术后肝功能衰竭。

（二）经颈静脉肝内门体分流术（TIPS）的麻醉

TIPS 是一种经皮建立肝内门脉循环和体循环连接的手术，常用于治疗终末期肝病。TIPS 可降低门静脉压，减少门脉高压引起的并发症，如静脉曲张破裂出血和顽固性腹腔积液。通过肝内放置可扩张血管支架来实现 PBF 向肝静脉的分流。

虽然大多数患者仅需镇静就可完成 TIPS，但是由于手术时间延长，肝硬化患者腹腔积液所致肺功能障碍和肝肺综合征引发低氧血症在镇静后潜在的呼吸抑制作用，及误吸的可能，一些医生在择期手术患者身上倾向于选择全身麻醉。除了麻醉方式的选择外，术前补充足够的血容量也是必需的，特别是对于伴有静脉曲张破裂出血的患者。此外接受 TIPS 手术的肝硬化患者常伴有严重凝血功能紊乱，故需术前治疗。

TIPS 手术过程中可出现一些并发症，需要麻醉医师干预治疗。在血管穿刺过程中可出现气胸和颈静脉损伤。超声引导下的颈静脉穿刺可降低上述并发症的出现概率。此外心导管插入过程中可因机械性刺激诱发心律失常。在肝动脉穿刺时肝包膜的撕裂或肝外门静脉穿刺可引起大出血，麻醉医师要做好急性、危及生命大出血的急救准备。

（三）肝叶切除术的麻醉

肝叶切除患者的术前准备涉及手术风险评估，主要通过 CTP 分级或终末期肝病模型（MELD）评分来进行。上消化道内镜检查、CT 扫描和（或）MRI 常用于发现食管静脉曲张。严重血小板减少或严重静脉曲张是围手术期的主要风险因素，因此只有在上述情况处理后方可行手术治疗。若患者存在明显贫血和凝血功能紊乱，术前也应纠正。有关麻醉药物和剂量的选择，应当结合患者基础肝功能不全的程度及肝叶切除所致术后可能存在的肝功能不全的程度来决定。

尽管目前公认术中存在大出血风险，且术中应当严密监测以及建立快速输血通道，但是在肝叶切除术中的整体液体管理仍存在争议。一些医疗中心认为在手术早期应当充分予以液体和血液制品，以增加血管容量，从而对突发性失血起缓冲作用，而其他医疗中心则支持在手术过程中维持较低的中心静脉压以最大限度地减少肝固有静脉、肝总静脉及其他腔静脉的血液丢失，上述血管常常是术中最易出血的部位。此外适度的头低脚高位可降低肝内静脉压，该体位可维持抑或增加心脏前负荷和心输出量，并可降低肝静脉断裂出现空气栓塞的风险。对于术前无肾功能障碍的患者，术中采用后种补液方法对术后肾功能并无明显影响。

尽管肝叶切除患者的术后管理与其他腹部手术患者的术后管理类似，但是仍需注意几个方面的问题：静脉液体中应当补充钠、钾磷酸盐，以避免严重的低磷酸血症并有助于肝脏再生。由于经肝脏代谢药物清除率的降低，术后镇痛药物和剂量的选择非常重要。

（四）胆囊、胆道疾病手术的麻醉

1. 麻醉前准备　（1）术前评估心、肺、肝、肾功能。对并存疾病特别是高血压、冠心病、肺部感染、肝功能损害、糖尿病等应给予全面的内科治疗。

（2）胆囊、胆管疾病多伴有感染，胆管梗阻多有阻塞性黄疸及肝功能损害，麻醉前都要给予消炎、利胆和保肝治疗，术中术后应加强肝肾功能维护，预防肝肾综合征的发生。阻塞性黄疸可导致胆盐、胆固醇代谢异常，维生素 K 吸收障碍，致使维生素 K 参与合成的凝血因子减少，发生出凝血异常，凝血因子时间延长。麻醉前应给予维生素 K 治疗，使凝血因子时间恢复正常。

（3）阻塞性黄疸的患者，自主神经功能失调，表现为迷走神经张力增大，心动过缓，麻醉手术时更易发生心律失常和低血压，麻醉前应常规给予阿托品。

（4）胆囊、胆道疾病患者常有水、电解质、酸碱平衡紊乱，营养不良，贫血，低蛋白血症等继发性病理生理改变，麻醉前均应做全面纠正。

2. 开腹胆囊、胆管手术的麻醉选择及处理　可选择全身麻醉、硬膜外阻滞或全身麻醉加硬膜外阻滞下进行。硬膜外阻滞可经 $T_{8\sim9}$ 或 $T_{9\sim10}$ 间隙穿刺，向头侧置管，阻滞平面控制在 $T_{4\sim12}$。胆囊、胆管部位迷走神经分布密集，且有膈神经分支参与，在游离胆囊床、胆囊颈和探查胆总管时，可发生胆-心反射和迷走-迷走反射。患者不仅出现牵拉痛，而且可引起心率下降、反射性冠状动脉痉挛、心肌缺血，导致心律失常、血压下降。应采取预防措施，如局部内脏神经阻滞，静脉应用哌替啶及阿托品或依诺伐等。吗啡、芬太尼可引起胆总管括约肌和十二指肠乳头部痉挛，促使胆管内压升高，持续 15～30 分钟，且不能被阿托品解除，故麻醉前应禁用。阿托品可使胆囊、胆总管括约肌松弛，麻醉前可使用。胆道手术可促使纤维蛋白溶酶活性增强、纤维蛋白溶解，而发生异常出血。术中应观察出凝血变化，遇有异常渗血，应及时检查纤维蛋白原、血小板，并给予抗纤溶药物或凝血因子Ⅰ处理。

胆管结石分为原发性胆管结石和继发性胆管结石。原发性系指在胆管内形成的结石，主要为胆色素结石或混合性结石。继发性是指结石为胆囊结石排至胆总管者，主要为胆固醇结石。根据结石所在部位分为肝外胆管结石和肝内胆管结石。肝外胆管结石多位于胆总管下端，肝内可广泛分布于两叶肝内胆管。肝外胆管结石以手术为主。围手术期进行抗生素治疗，纠正水、电解质及酸碱平衡紊乱，对黄疸和凝血机制障碍者加用维生素 K。

阻塞性黄疸常伴肝损害，全身麻醉应禁用对肝肾有损害的药物，如氟烷、甲氧氟烷、大剂量吗啡等。恩氟烷、异氟烷、七氟烷或地氟烷亦有一过性肝损害的报道。麻醉手术中因凝血因子合成障碍，毛细血管脆性增加，也促使术中渗血增多。但研究表明，不同麻醉方法对肝功能正常与异常患者凝血因子的影响，未见异常变化。

3. 腹腔镜手术的麻醉处理　随着腹腔镜技术的发展，腹腔镜下肝胆胰手术逐渐增多。特别是腹腔镜下胆囊切除术，由于术后疼痛轻、损伤小、恢复快，几乎可取代开腹胆囊切除术，但有 5% 患者因为炎症粘连解剖结构不清需改为开腹手术。

腹腔镜手术麻醉所遇到的主要问题是人工气腹和特殊体位对患者的生理功能的影响。二氧化碳气腹是目前腹腔镜手术人工气腹的常规方法。

（1）二氧化碳气腹对呼吸循环的影响

1）对呼吸的影响：主要包括呼吸动力学改变、肺循环功能影响及二氧化碳吸收导致的呼吸性酸中毒等。

通气功能改变：人工气腹造成腹内压升高，引起膈肌上移，可减小胸肺顺应性和功能残气量，同时由于气道压力升高引起通气，血流分布出现异常。

$PaCO_2$ 上升：二氧化碳气腹使二氧化碳经过腹膜吸收及胸肺顺应性下降，导致肺泡通气量下降，以上情况可引起 $PaCO_2$ 升高。$PaCO_2$ 升高引起酸中毒，对组织器官功能有一定影响，但人工气腹所致 $PaCO_2$ 升高一般可通过增加肺泡通气量消除。

2）对循环功能的影响：主要表现为心排血量下降、高血压、体循环和肺循环血管张力升高，其影响程度与气腹压力高低有关。

（2）术前评估：腹腔镜手术患者的术前评估主要是判断患者对人工气腹的耐受性。一般情况好的患者能够较好地耐受人工气腹和特殊体位变化，而危重患者对于由此引起的呼吸和循环干扰的耐受能力则比较差。心脏病患者应考虑腹内压增高和体位要求对于血流动力学的影响，一般对缺血性心脏病的影响比对充血性或瓣膜性心脏病小。相对禁忌证包括颅内高压、低血容量、脑室腹腔分流术后等。

（3）麻醉选择：腹腔镜胆囊手术选用气管内插管控制呼吸的全身麻醉最为安全。近年来，谨慎选用喉罩通气，特别是双管喉罩代替气管插管进行气道管理，使全身麻醉苏醒期质量得到提高。麻醉诱导和维持原则与一般全身麻醉相同，可选用静脉、吸入或静吸复合麻醉药物维持麻醉。使用异丙酚的患者术后苏醒快速，不良反应较少，因此异丙酚是静脉麻醉药的首选。异氟烷具有扩血管作用，可拮抗气腹引起的外周阻力升高，对腹腔镜胆囊切除术更为有利。应用肌松药控制通气，可减少二氧化碳气腹对呼吸功能的影响，降低 $PaCO_2$ 使其维持在正常范围。麻醉中应用阿片类镇痛药目前仍有争议，原因是阿片类药物可引起 Oddi 括约肌痉挛，继发胆总管内压升高。但是阿片类药物引起的 Oddi 括约肌痉挛发生率很低（<3%），而且这种作用可被纳洛酮拮抗，因此目前并没影响阿片类镇痛药物的应用。

（4）术中监测：术中监测主要包括动脉压、心率、心电图、$SpO_2$、呼气末 $CO_2$，对心血管功能不稳定者，术中可监测中心静脉压和肺动脉压。必要时行血气分析，及时发现生理功能紊乱，及时纠正。

（5）术后处理：腹腔镜手术对循环的干扰可持续至术后，因此术后应常规吸氧，加强循环功能监测。此类手术，术后恶心呕吐发生率较高，应积极预防和治疗。

4. 麻醉后注意事项　（1）术后应密切监测，持续鼻管吸氧，直至病情稳定。按时检查血红蛋白、血细胞比容并进行电解质、动脉血气分析，根据检查结果给予调整治疗。

（2）术后继续保肝、保肾治疗，预防肝肾综合征。

（3）对老年人、肥胖患者及并存气管、肺部疾病者，应防治肺部并发症。

（4）胆总管引流的患者，应计算每日胆汁引流量，注意水、电解质补充及酸碱平衡。

（5）危重患者和感染中毒性休克未脱离危险期者，麻醉后应送术后恢复室或 ICU 进行严密监护治疗，直至脱离危险期。

（五）胰岛素瘤手术的麻醉

胰岛素瘤是因胰腺 B 细胞瘤或增生造成的胰岛素分泌过多，引起以低血糖症为主的一系列临床症状，一般胰岛素瘤体积较小，多为单发无功能性，胰岛素瘤也可能是多发性内分泌腺瘤病（MEN）的一部分。

1. 病理生理　胰岛素瘤以良性腺瘤最为常见，其次为增生，癌和胰岛母细胞瘤少见，位于胰腺外的异位胰岛素瘤发生率不到胰岛素瘤的1%，多见于胃、肝门、十二指肠、胆总管、肠系膜和大网膜等部位。胰岛素瘤也可能是 MEN –

1 型的一部分，后者除胰岛素瘤外，尚可伴有垂体肿瘤、甲状旁腺肿瘤或增生。胰岛素瘤的胰岛素分泌不受低血糖抑制。

2. 临床特点　中年男性多见，可有家族史，病情呈进行性加重。其临床表现为低血糖症状（如头晕、眼花、心悸、出汗），此类患者中神经精神异常极为常见，甚至出现麻痹性痴呆、中风、昏迷，禁食、运动、劳累、精神刺激等可促进其发作。临床上多有 Whipple 三联征，即空腹发病，发病时血糖低于 2.2mmol/L，静脉注射葡萄糖立即见效。空腹血糖常常低于 2.8mmol/L。

3. 麻醉前准备　对于术前明确诊断的患者，术前准备的主要目的是预防低血糖的发生，可采取下列措施。

（1）内科治疗包括少量多餐和夜间加餐，以减少低血糖症的发生。也可选择二氮嗪、苯妥英钠、生长抑素、糖皮质激素治疗。

（2）术前可用二氮嗪准备，剂量为每日 200~600mg，术中可继续使用二氮嗪以减少低血糖发生的可能性。

（3）术前禁食期间，根据患者平时低血糖发作情况，必要时补充葡萄糖，以免发生严重低血糖。但应在手术 2~3 小时前补充葡萄糖，用量不宜过大，以免影响术中血糖检测结果。

（4）急性低血糖的处理同前，快速补充葡萄糖以控制或缓解低血糖症状。低血糖发作时，轻者可口服适量的葡萄糖水，重者需静脉输注 50% 葡萄糖液 40~100mL，必要时可重复，直至症状得到缓解。

4. 手术麻醉特点　手术切除是胰岛素瘤的根治方法。胰腺位于上腹深部，加之胰岛素瘤较小不易寻找，麻醉方式应能满足手术切除及探查等操作的需要，维持适当的麻醉深度和良好肌松程度。全身麻醉及硬膜外阻滞麻醉均可用于此类患者。肿瘤定位困难或异位肿瘤需行开腹探查者以选择全身麻醉为宜。应选择对血糖影响小的药物，并且在全身麻醉期间注意鉴别低血糖昏迷。对于精神紧张、肥胖、肿瘤多发或定位不明确的患者全身麻醉更为合适。硬膜外阻滞麻醉可满足手术要求，对血糖影响小，可保持患者清醒以评价其神志改变，但硬膜外阻滞必须充分，否则可因手术刺激引起反射性血压下降、恶心呕吐，同时应控制麻醉平面，以免造成呼吸抑制、血压下降。

5. 术中血糖监测和管理　胰岛素瘤切除术中应监测血糖变化，其目的是及时发现处理肿瘤时的低血糖和肿瘤切除后的高血糖，及判断肿瘤是否完全切除。

（1）一般认为肿瘤切除后血糖升高至术前 2 倍或切除后 1 小时内上升至 5.6mmol/L，即可认为完全切除。

（2）肿瘤切除后 1 小时内血糖无明显升高者，应怀疑有残留肿瘤组织存在，应进一步探查切除残留的肿瘤组织。

（3）术中应避免外源性葡萄糖引起的血糖波动，以免不能准确反映肿瘤切除与否。

（4）为防止低血糖的发生，术中应间断测定血糖水平，根据测定结果输注少量葡萄糖，应维持血糖在 3.3mmol/L 以上，肿瘤切除后如出现高血糖，可使用小量胰岛素控制。

（5）保持足够的通气量，维持正常的 $PaO_2$ 和 $PaCO_2$，避免过度通气引起继发性脑血流减少，减轻因低血糖造成的脑组织缺氧性损害。

（六）急性坏死性胰腺炎手术的麻醉

循环呼吸功能稳定者，可选用连续硬膜外阻滞。已发生休克经综合治疗无效者，应选择全身麻醉。麻醉中应针对病理生理特点进行处理：①呕吐、肠麻痹、出血、体液外渗往往并存严重血容量不足及水、电解质紊乱，应加以纠正。②胰腺酶可将脂肪分解成脂肪酸，与血中钙离子起皂化作用，因此患者可发生低钙血症，需加以治疗。③胰腺在缺血、缺氧情况下可分泌心肌抑制因子（如低分子肽类物质），抑制心肌收缩力，甚至发生循环衰竭，应注意防治。④胰腺炎继发腹膜炎，致使大量蛋白液渗入腹腔，不仅影响膈肌活动，且使血浆渗透压降低，容易诱发肺间质水肿，导致呼吸功能减退，甚至引起急性呼吸窘迫综合征（ARDS）。麻醉中应在血流动力学指标监测下，输入血浆代用品、血浆和全血以恢复有效循环血量，纠正电解质紊乱及低钙血症，同时给予激素和抗生素治疗。此外，应注意呼吸管理，维护肝功能，防治 ARDS 和肾功能不全。

# 参考文献

[1] 冯艺. 麻醉基本操作手册：第2版 [M]. 北京：北京大学医学出版社，2023.

[2] 高志峰，张鸿飞，张欢. 麻醉危机处理：第2版 [M]. 北京：北京大学医学出版社，2020.

[3] 李超，谷海飞，杜文康，等. 小儿麻醉实践方法：第2版 [M]. 上海：世界图书出版上海有限公司，2020.

[4] 俞卫锋，石学银，姚尚龙. 临床麻醉学理论与实践 [M]. 北京：人民卫生出版社，2017.

[5] BUTTERWORTH J F，MACKEY D C，WASNICK J D. 摩根临床麻醉学：第6版 [M]. 王天龙，刘进，熊利泽，译. 北京：北京大学医学出版社，2020.

[6] 田玉科. 麻醉临床指南：第3版 [M]. 北京：科学出版社，2017.

[7] 徐少群. 现代临床麻醉技术与疼痛治疗 [M]. 北京：中国纺织出版社有限公司，2022.

[8] 迈克尔·格鲁博. 米勒麻醉学：第9版 [M]. 邓小明，黄宇光，李文志，译. 北京：北京大学医学出版社，2021.

[9] 余剑波，宋晓阳，王英伟. 麻醉科常见急危重症抢救流程与解析 [M]. 北京：科学出版社，2022.

[10] 于钦军，王伟鹏. 临床心血管麻醉实践：第2版 [M]. 北京：清华大学出版社，2022.

[11] FLEISHER L A，ROSENBAUM S H. 麻醉并发症：第3版 [M]. 卞金俊，薄禄龙，译. 北京：北京大学医学出版社，2021.

[12] 艾登斌，帅训军，侯念果，等. 实用麻醉技术手册 [M]. 北京：人民卫生出版社，2019.

[13] 冯艺，吴安石，左明章. 麻醉科分册［M］. 北京：人民卫生出版社，2021.

[14] 孙增勤. 实用麻醉手册：第 7 版［M］. 郑州：河南科学技术出版社，2020.

[15] R. M. 皮诺. 麻省总医院临床麻醉手册：原书第 10 版［M］. 王俊科，译. 北京：科学出版社，2023.

[16] 邓小明，姚尚龙，李文志. 2023 麻醉学新进展［M］. 北京：人民卫生出版社，2023.

[17] ANDROPOULOS D B，GREGORY G A. Gregory 儿科麻醉学：原书第 6 版［M］. 北京：中国科学技术出版社，2022.

[18] 王建立. 医学麻醉技术与手术麻醉实践［M］. 北京：中国纺织出版社有限公司，2022.

[19] KAPLAN J A，CRONIN B，MAUS T. KAPLAN 心脏手术麻醉精要：原书第 2 版［M］. 王锷，王晟，译. 北京：中国科学技术出版社，2022.

[20] 邓小明，姚尚龙，于布为，等. 现代麻醉学：第 5 版［M］. 北京：人民卫生出版社，2020.